SpringerWienNewYork

Christine Fichtinger

Renate Rabl

Medizinisches Know-how für die Heimhilfe

Körper und Krankheit verstehen

SpringerWienNewYork

Christine Fichtinger
Renate Rabl

© 2012 Springer-Verlag/Wien

Springer-Verlag Wien New York ist ein Unternehmen von
Springer Science + Business Media
springer.at

Umschlagbild (rechts) und Abbildungen im Text: Ing. Michael Lenhart,
www.michaellenhart.at
Mit 15 Abbildungen.

Satz: PTP-Berlin Protago-TeX-Production GmbH, 10779 Berlin, Deutschland

SPIN: 80036000

Bibliografische Informationen der Deutschen Nationalbibliothek
Die Deutsche Nationalbibliothek verzeichnet diese Publikation in der Deutschen
Nationalbibliografie; detaillierte bibliografische Daten sind im Internet über
http://dnb.d-nb.de abrufbar.

ISBN 978-3-7091-0789-8 SpringerWienNewYork

Vorwort

Wir über uns

Frau Christine Fichtinger ist seit 18 Jahren speziell auf dem Gebiet der Heimhilfe- und Pflegehilfeausbildung tätig. Sie leitete eine Vielzahl von Heimhilfe- und Pflegehilfeausbildungen erfolgreich und beschäftigte sich mit der Ergänzungsausbildung der Behindertenfachbetreuerinnen im Rahmen der Unterstützung der Basisversorgung.
Frau Renate Rabl kann auf eine 22-jährige Unterrichtserfahrung auf dem Gebiet des Vorbereitungslehrganges an der allgemeinen Gesundheits- und Krankenpflegeschule am AKH Wien zurückgreifen. Sie unterrichtete die Einführung in die Somatologie, die Grundlagen der allgemeinen Hygiene sowie die allgemeine Einführung in die Gesundheits- und Krankenpflege. Fachvorträge zum Thema „Querschnittlähmung" in diversen Gesundheits- und Krankenpflegeschulen ergänzten das Programm von Frau Rabl.

Zur Entstehung des Buches

In vielen Gesprächen und im regelmäßigen Gedankenaustausch fiel uns auf, dass sich die Fragestellungen der Heimhelferinnen und der Schüler des Vorbereitungslehrganges der Krankenpflegeschule sehr stark ähnelten. Im Speziellen zeigte sich aber immer wieder, dass die anatomische Fachliteratur für Heimhelfer und Pflegehelfer zu sehr ins Detail geht und im „Lernalltag" nicht zufriedenstellend angewendet werden kann. Die Teilnehmer hatten immer wieder Probleme, das für sie relevante Wissen herauszuarbeiten, viele Sachverhalte wurden aufgrund der verwendeten Fachsprache nicht verstanden. Auch unterrichtende Kollegen, welche mit anatomischen, physiologischen und pathologischen Wissensdefiziten in ihren Gegenständen konfrontiert wurden und regelmäßig wertvolle Unterrichtzeit für Erklärungen aufgewendet haben, regten die Schaffung eines einfach gehaltenen Fachbuches an.
In Zusammenarbeit mit dem Springer Verlag entstand die Idee, ein für die Wissensbedürfnisse der zukünftigen Berufsanforderungen der Heimhilfen angepasstes Buch über anatomische, physiologische und pathologische Grundlagen in möglichst leichter, verständlicher Sprache umzusetzen, das Ergebnis dieser Überlegungen ist das nun vorliegende Buch.
Erwähnenswert ist, dass die fortlaufend entstandenen Kapitel des Buches Heimhilfen in Ausbildung zur Lektüre vorgelegt wurden. Die Themen wurden sorgfältig durchgearbeitet und einzelne unverständliche Teilbereiche wurden an uns rückgemeldet und umgearbeitet. Die Kapitel wurden durchwegs positiv beurteilt und durch zusätzliche Fragen ergänzt.

Ebenso wurden die einzelnen Kapitel interessierten Laien vorgelegt und deren Änderungsvorschläge in Bezug auf Verständlichkeit berücksichtigt. Dafür sei allen beteiligten Personen unser persönlicher Dank ausgesprochen.

Dieses Buch soll auch den Personen, die keine medizinische Vorbildung haben, als verständliche Informationsquelle im Bezug auf Aufbau und Funktion des menschlichen Körpers sowie die Entstehung häufiger Erkrankungen dienen. Fremdworte sind umfassend erklärt, auf weiterführende Zusammenhänge wird hingewiesen, Kontrollfragen ermöglichen die Überprüfung des eigenen Wissensstandes.

Bei Interesse zur Vertiefung der Kenntnisse gibt es genügend weiterführende Literatur im Fachhandel.

Um die von uns angestrebte einfache Lesbarkeit und dadurch leichte Verständlichkeit des Stoffes nicht zu erschweren, verzichten wir bewusst auf die jetzt in der Literatur übliche Anwendung von Gendering. Selbstverständlich sind im Text immer beide Geschlechter gemeint.

Folgenden Personen möchten wir unseren persönlichen Dank aussprechen:
Anton Fichtinger
Anton Fichtinger jun.
Elisabeth Jedelsky
Michaela Taberhofer
Katrin Stakemeier

Inhaltsverzeichnis

1. Zelle und Gewebe

1.1. Zelle

Die Zelle[1] ist der kleinste, lebensfähige Baustein, aus dem menschliches, tierisches und pflanzliches Leben aufgebaut ist. Der Mensch besteht aus circa 50 000 Millionen Zellen, diese haben, ihren speziellen Aufgaben angepasst, jeweils verschiedene Größen und Formen. Die größte Zelle im menschlichen Körper ist die weibliche Eizelle mit 0,15 mm Durchmesser, sie ist noch mit freiem Auge erfassbar.
Die Zellen formen Knochen, Muskeln, Nerven, Haut, Blut, Organe und das Körpergewebe.
Gewebe werden von speziellen Zellgruppen gebildet, die für eine bestimmte Aufgabe verantwortlich sind. **Organe** wiederum setzen sich aus mehreren Gewebearten zusammen. Mehrere Organe, die gemeinsam eine Aufgabe erfüllen, nennt man ein **Körpersystem**. So setzen sich das Herz und die Gefäße aus mehreren Gewebearten zusammen, gemeinsam bilden sie das Herz-Kreislaufsystem.
Nachdem Zellen typische Merkmale aufweisen, kann man sie auch aus diesem Blickwinkel betrachten.

Diese Merkmale sind:

- Stoffwechsel
- Wachstum
- Bewegung
- Fortpflanzung, Vererbung, Evolution und Selektion

Das Merkmal **Stoffwechsel** bezieht sich auf die Aufnahme, den Transport und die Umwandlung von Stoffen im menschlichen Körper. Die Ausscheidung der dabei entstandenen Stoffwechselabfallprodukte erfolgt in Form von Stuhl, Harn und Schweiß.

Gelangt zum Beispiel Nahrung nach der Einnahme über den Mund in den Verdauungstrakt, erfolgt die Zerlegung in unterschiedliche Bestandteile sowie die Resorption[2] in die Blutbahn (= **Aufnahme**). Die Nährstoffe werden über das Blut zu den einzelnen Zellen transportiert (= **Transport**) und

---

1   Latein „*cellula*" = kleine Kammer
2   Latein „*resorbere*" = aufsaugen

später teilweise über die Leber abgebaut (= **Umwandlung von Stoffen im menschlichen Körper**). Die Ausscheidung der Abbauprodukte erfolgt meist über Harn und Stuhl (= **Absonderung von Stoffwechselabfallprodukten an die Umgebung**).

Die Voraussetzung für **Wachstum** ist ein funktionierender Stoffwechsel. Das Zellwachstum ist je nach Zelltyp unterschiedlich rasch und genetisch veranlagt. Wenn Gewebe wächst, bilden sich Tochterzellen mit exakt gleicher genetischer[3] Information. Ist das biologische Alter der Zellen erreicht, gehen sie zugrunde. So lebt etwa eine rote Blutzelle im Durchschnitt 3-4 Monate.

Die **Fortpflanzung** des Menschen erfolgt über die Befruchtung der weiblichen Eizelle durch eine männliche Samenzelle. Die befruchtete Eizelle nistet sich in der Gebärmutter ein und reift innerhalb von 40 Wochen aus. Danach wird durch Hormone der Geburtsvorgang ausgelöst, ein neuer Erdenbürger erblickt die Welt.

Im **Zellkern** befindet sich der genetische Code. Dieser legt fest, welche Merkmale an die Nachkommen **vererbt**[4] werden.

Die Träger der Erbmasse werden als **Chromosomen**[5] bezeichnet und befinden sich im Zellkern. Die Chromosomen bestehen hauptsächlich aus **DNA** (= **D**ESOXYRIBO**N**UCLEIN**A**CID)[6].

Jeder Zellkern beinhaltet 23 Chromosomenpaare (= 46 Chromosomen). Treffen Samenzelle und Eizelle aufeinander, wird sowohl der männliche als auch der weibliche Chromosomensatz auf die Hälfte reduziert, damit wieder eine Gesamtanzahl von 46 Chromosomen erreicht wird. Bei diesem Vorgang entscheidet die Natur, welche vorrangigen Merkmale von Mutter und Vater vererbt werden, wie Haar- und Augenfarbe, Geschlecht. Nach erfolgreicher Reduktion der Chromosomen erfolgen dann laufend Zellteilungen im Sinne von Wachstum bis ein ausgereiftes Kind entstanden ist.

Frauen besitzen zwei gleiche Geschlechtschromosomen, diese werden als **XX** bezeichnet. Männer sind Träger von zwei unterschiedlichen Geschlechts-

---

3 Griechisch „genea" = Abstammung bzw. „genesis" = Ursprung

4 1866 veröffentlichte erstmals Gregor Mendel wesentliche Theorien zur Vererbungslehre. Die Mendel´schen Regeln beschreiben, wie bestimmte Merkmale der Pflanzenwelt exakt vorhersehbar und vorbestimmt vererbt werden können.

5 Altgriechisch „chroma" = Farbe; „soma" = Körper. Wörtlich übersetzt bedeutet der Begriff Chromosom „Farbkörper".

6 Die DNA ist ein Naturstoff (= Biomolekül), d. h. es sind chemische Substanzen, welche zur Erfüllung biologischer Funktionen gebildet werden.

chromosomen, diese werden als **XY** bezeichnet. Wird ein Mädchen gezeugt, bekommt es das X-Chromosom der Mutter und das X-Chromosom des Vaters vererbt. Ein Knabe hingegen bekommt zum X-Chromosom von der Mutter das Y-Chromosom vom Vater.

Die Weitergabe der veränderten Merkmale von Generation zu Generation wird als **Evolution**[7] bezeichnet. Dabei positiv entstandene Merkmale, die für die Fortpflanzung und das Überleben des Menschen von besonderem Vorteil sind, wirken sich, im Gegensatz zu den negativen, in der Entstehung von mehr Nachkommen in der nächsten Generation aus. Dieser Vorgang wird als **natürliche Selektion**[8] bezeichnet.

1.2. Gewebe

Der menschliche Körper besteht aus vier Grundgewebearten, von denen sich alle weiteren Gewebearten ableiten.

1. Deckgewebe
2. Binde- und Stützgewebe
3. Muskelgewebe
4. Nervengewebe

1.2.1 Deckgewebe

Das **Deckgewebe** besteht aus flächenhaft angeordneten Zellen, welche innere (Darm) oder äußere Körperoberflächen (Haut) auskleiden. Spezialisierte Zellen können Wirkstoffe erzeugen, diese Zellen werden als **Drüsen** bezeichnet.
Wenn Drüsen ein **Sekret**[9] produzieren und dieses über einen **Ausführungsgang** auf eine innere oder äußere Körperoberfläche abgeben, spricht man von Drüsen mit **äußerer Sekretion**.

Dazu zählen:

- Speicheldrüsen
- Talgdrüsen
- Schweißdrüsen

---

7   Latein „*evolvere*" = entwickeln
8   Latein „*selectio*" = die Auslese Charles Darwin beschäftigte sich im 19. Jhd. Ausführlich mit Evolutions- und Selektionstheorien.
9   Latein „*secretio*" = Absonderung

- Milchdrüsen in der Brust
- Teile der Bauchspeicheldrüse
- Leber

Hormondrüsen sind Drüsen mit **innerer Sekretion**. Sie haben **keinen Ausführungsgang** an eine innere oder äußere Körperoberfläche sondern sie geben ihr **Inkret** direkt in die Blutbahn ab.

Dazu zählen:

- Schilddrüse
- Teile der Bauchspeicheldrüse
- Hirnanhangsdrüse
- Nebennieren
- Hoden und Eierstöcke

1.2.2. Binde- und Stützgewebe

Das **Bindegewebe** besteht im Vergleich zum Deckgewebe aus deutlich weniger Zellen, die locker[10] aneinander liegen. Es hat eine Bindefunktion und ist somit formgebend für die Organe und den Körper.
Das **Fettgewebe** ist eine Sonderform des Bindegewebes, es schützt Organe (z. B. Nieren, Augen) vor Druck und Stoß und den Körper vor Wärmeverlust. Die Depotfunktion[11] während einer Hungerphase ist eine weitere wichtige Aufgabe des Fettgewebes.
Das **Stützgewebe** erfüllt eine wesentliche Trage- und Haltefunktion, dazu zählt das **Knorpel-** und **Knochengewebe**.
Knorpelgewebe ist druck- und biegungselastisch und relativ hoch belastbar. Gelenk- und Rippenknorpel, Ohrmuscheln und Bandscheiben sind typische Beispiele für Knorpelgewebe. Dieses ist schlecht durchblutet, dadurch heilen Verletzungen langsam ab.

Das **Knochengewebe** ist nach dem Zahnschmelz die härteste Substanz des Körpers. Es ist das skelettbildende Stützgewebe und somit formgebend für die Statur des Menschen. Im Knochengewebe sind Mineralsalze ein-

---

10 Cellulite, im Volksmund auch Orangenhaut genannt, tritt hauptsächlich bei Frauen auf. Ursache sind die weiblichen Hormone, die typische Dellenbildung ist sichtbar. In den 1960er-Jahren wurde die Cellulite erstmals im englischen Sprachraum beschrieben.
11 Ein normalgewichtiger Mensch kommt im Durchschnitt 40 Tage ohne Nahrung aus. Das vorrangige Problem dabei ist aber eher der Mangel an Flüssigkeit.

gelagert, welche für die Festigkeit[12] des Knochens verantwortlich sind. Das Knochengewebe übt auch eine Schutzfunktion aus, so werden Lunge und Herz vom Brustkorb geschützt. Der Mensch würde bereits während der Geburt schwere Hirnverletzungen erwerben, wenn der Schädelknochen nicht vorhanden wäre.

1.2.3. Muskelgewebe

Muskelgewebe kann sich zusammenziehen und anschließend wieder entspannen, dadurch ist Bewegung möglich. Die Steuerung erfolgt über das Nervensystem.
Aus **glatter Muskulatur** bestehen die Eingeweide Magen, Darm und Nieren. Sie können nicht willentlich beeinflusst werden, da die Steuerung über das autonome[13] Nervensystem erfolgt.

Die **quergestreifte Muskulatur** erscheint durch die Anordnung der Muskelfasern quergestreift (dadurch die Bezeichnung). Dazu zählt die gesamte Skelettmuskulatur, diese kann willentlich über das willkürliche[14] Nervensystem gesteuert werden.

Die **quergestreifte Herzmuskulatur** nimmt eine Sonderstellung ein, sie erscheint optisch quergestreift, erfüllt aber die Aufgabe einer glatten Muskelzelle. Die Regulation der Herztätigkeit erfolgt nicht willentlich, sondern über das autonome Nervensystem.

1.2.4. Nervengewebe

Das Nervengewebe besteht aus **Nervenzellen**, (welche in spezielles Bindegewebe eingebettet sind) und **Nervenfasern**. Über dieses Bindegewebe werden die Lebensvorgänge der Nervenzelle reguliert. Das Nervengewebe leitet elektrische Impulse an die Muskelzellen weiter, dadurch wird Bewegung (willkürlich oder unwillkürlich) möglich. Die Hauptaufgabe des Nervengewebes besteht in Reizaufnahme, Reizleitung und Reizverarbei-

---

12 Ist die Festigkeit des Knochens genetisch bedingt reduziert, brechen die Knochen bereits bei geringer Belastung, wie beim Gehen, sehr leicht (= Glasknochenkrankheit).
13 Griechisch „autonom" = selbständig
14 Willkürlich = vom Willen gesteuert, z. B. Hüpfen wird bewusst ausgeführt und ebenso bewusst vom Willen gesteuert.

tung. Nervengewebe kommt im Gehirn, Rückenmark und den peripheren[15] Nerven vor.

1.3.   Erkrankungen von Zelle und Gewebe

1.3.1.   Trisomie 21[16] oder Down[17]-Syndrom[18]

Durch einen Gendefekt liegt nach der Befruchtung der Eizelle das 21. Chromosomenpaar bzw. Teile davon in dreifacher Form vor. Im Volksmund wird teilweise noch die Bezeichnung „Mongolismus" verwendet, dies wird aber zwischenzeitlich als abwertend betrachtet und in der Fachsprache nicht mehr verwendet[19]. Mit zunehmendem Alter eines oder beider Elternteile steigt die Erkrankungswahrscheinlichkeit. Im Rahmen der Vorsorgeuntersuchungen während der Schwangerschaft kann der Gendefekt früh diagnostiziert werden.

Folgende Symptome treten in unterschiedlichem Ausmaß auf:

- große Fruchtwassermengen während der Schwangerschaft
- Erhöhung bestimmter Hormonwerte im Fruchtwasser, welche durch eine Fruchtwasserpunktion festgestellt werden können
- Intelligenzdefekt
- angeborener Herzfehler
- Wachstumsstörungen bedingt durch den Herzfehler
- kürzer ausgebildeter Oberschenkel- und Oberarmknochen
- kleinerer Augenabstand
- mandelförmige Augen (daher die ursprüngliche Bezeichnung „Mongolismus")
- vergrößerter Abstand zwischen Großzehe und zweiter Zehe (= Sandalenlücke)

---

15 Latein „peripheria" = Umfeld, Umgebung; das periphere Nervensystem umfasst das Nervengewebe außerhalb von Gehirn und Rückenmark.
16 Griechisch „tri" = drei; „soma" = Körper
17 1866 beschrieb der englische Neurologe und Apotheker John Langdon-Down erstmals das Krankheitsbild. Die Ursache wurde erst 1959 durch den französischen Genetiker Jérôme Lejeune entdeckt.
18 Griechisch „syn" = zusammen; „dromos" = der Weg, der Lauf. Man spricht dann von einem Syndrom, wenn mehrere Krankheitszeichen (= Symptome) im Rahmen einer Erkrankung regelmäßig gleichzeitig auftreten.
19 Die Weltgesundheitsorganisation verbannte den Begriff „Mongolismus" bereits 1965 aus dem Fachsprachgebrauch, zum ethischen Schutz der Bewohner der Mongolei.

- Affen- oder Vierfingerfurche, eine durchgehende Linie in der Handinnenfläche
- verminderte Muskelspannung
- große Zunge, welche oft ein wenig aus dem Mund ragt
- Darmprobleme
- häufige Atemwegserkrankungen

Die moderne Erziehungswissenschaft, Psychologie und Medizin eröffnet viele Möglichkeiten im Bezug auf die Förderung der geistigen und motorischen Entwicklung der betroffenen Kinder. Die Fachliteratur berichtet darüber, dass bei gezielter Förderung, je nach Ausprägung des Gendefektes, ein Berufs- bzw. Pflichtschulabschluss möglich ist. Spezielle Schulangebote, Werkstätten und (betreute) Wohngemeinschaften ergänzen das Angebot. In Fachzeitschriften ist fallweise nachzulesen, dass Betroffene eine akademische Ausbildung erfolgreich abschließen konnten.
Im Durchschnitt erreicht jeder 10. Betroffene in Europa bereits das 70. Lebensjahr[20].

1.3.2. Tumore des Bindegewebes

Tumore sind Gewebsgeschwulste, die sowohl **gutartig** als auch **bösartig** sein können.

Das **Lipom** ist eine häufig auftretende, gutartige Geschwulst des Fettgewebes. Der genaue Entstehungsmechanismus ist nicht bekannt. Lipome sind prinzipiell ungefährlich, es besteht aber die Gefahr, dass bei entsprechender Größe ein Blutgefäß abgeklemmt wird. Kommt es zu Folgeproblemen oder kosmetischen Einschränkungen, wird die operative Entfernung empfohlen.

Tumore des **Deckgewebes** sind häufig **bösartig**, Beispiele dafür sind der Speiseröhren-, Lungen- und Gebärmutterhalskrebs. Diese Erkrankungen werden in den jeweiligen Kapiteln behandelt.

Die häufigsten Erkrankungen des Binde- und Stützgewebes sowie des Muskel- und Nervengewebes werden ebenfalls in den jeweiligen Kapiteln behandelt.

---

20 1929 hatten die betroffenen Menschen eine durchschnittliche Lebenserwartung von 9 Jahren. Die höhere Lebenserwartung ist ein wesentlicher Fortschritt der modernen Medizin.

TESTEN SIE IHR KNOW-HOW!

1. Welche wesentlichen Aufgaben erfüllen Zellen?
2. Beschreiben Sie die unterschiedlichen Gewebearten.
3. Erläutern Sie die Funktionen der Gewebearten.
4. Wie können sich Gendefekte auf die Vererbung auswirken?

2. Knochen, Gelenke und Muskeln

2.1. Knochen

Der Mensch besteht aus ca. 200 Knochen, diese wiegen 12-14% des Körpergewichtes. Bei einem 80 kg schweren Menschen wiegen die Knochen circa 10,5 kg.

Der größte Knochen im menschlichen Körper ist der Oberschenkelknochen, der kleinste, mit 3 mm Länge und 3 mg an Gewicht, wird als Steigbügel[21] bezeichnet. Er sitzt mit Hammer und Amboss im Mittelohr, wo sie gemeinsam den Hörvorgang unterstützen.

Die Knochen schützen Organe wie z. B. Lunge und Herz, geben dem Körper seine typische Form und ermöglichen dem Organismus eine aufrechte Körperhaltung. In bestimmten Knochen werden auch Blutzellen gebildet[22].

Gesunde Knochen sind sehr stabil und können ein Vielfaches ihres Körpergewichtes tragen. Der Mineralstoff **Kalziumphosphat** ist für die extreme Härte des Knochens verantwortlich. Es wird über die Nahrung aufgenommen, besonders Milch und Milchprodukte haben einen hohen Gehalt an Kalziumphosphat.

Auch **Vitamin D** trägt dazu bei, dass der Knochen stabil aufgebaut werden kann, deshalb wird im 1. Lebensjahr die Vitamin D-Prophylaxe durchgeführt. Der Säugling bekommt täglich eine genau verordnete Menge Vitamin D in Tropfenform zugeführt. Als es diese Maßnahme noch nicht gab, war **Rachitis** (= Knochenerweichung) eine gefürchtete Erkrankung. Für die Aufnahme von Vitamin D ist Sonnenlicht erforderlich, deshalb ist der tägliche Aufenthalt an der frischen Luft empfehlenswert.

Die Knochen können in drei Gruppen eingeteilt werden:

* **Röhrenknochen:** obere und untere Extremitäten
* **platte Knochen:** Schulterblätter, Becken- oder Schädelknochen
* **würfelförmige Knochen:** Wirbelkörper, Hand- und Fußwurzelknochen

An den verdickten Enden der Röhrenknochen befindet sich bei Kindern und Jugendlichen die **Wachstumsfuge**. Das Längenwachstum ist ein hormonell

---

21   Siehe Kapitel „Ohr"
22   Siehe Kapitel „Blut und Lymphe"

gesteuerter Prozess. Im Laufe der Pubertät und des Erwachsenwerdens verknöchert die Wachstumsfuge und das Wachstum ist somit abgeschlossen. Die Knochen sind von einem dünnen Häutchen, der sogenannten **Knochenhaut**, überzogen, die viele feine Blutgefäße und Nervenfasern beherbergt. Im Gegensatz zum Knochen ist die Knochenhaut sehr schmerzempfindlich. Schlägt man sich das Schienbein an, erfolgt der Stoß meist direkt auf die Knochenhaut, der Schmerz ist sehr intensiv.

Die Gesamtheit der Knochen wird als **Skelett**[23] bezeichnet.

Das Skelett wird folgendermaßen gegliedert:

• Schädel:	Schädeldach
	Schädelbasis
	Gesichtsschädel
• Achsenskelett:	Wirbelsäule
	Brustbein
	Rippen
• Extremitätengürtel[24]:	Schultergürtel mit Schulterblättern und Schlüsselbeinen
	Beckengürtel mit Hüftbeinen
• Extremitäten:	Armskelett mit Knochen der Arme und Hände
	Beinskelett mit Knochen der Beine und Füße

Der knöcherne **Schädel** umschließt das gesamte Gehirn und schützt es vor Druck und Stoß. Die Begrenzung nach oben wird als **Schädeldach**, die Begrenzung nach unten als **Schädelbasis** bezeichnet. Dieser Teil des Schädels wird auch als **Gehirnschädel** bezeichnet.
Die Vorderfront des Schädels bildet der **Gesichtsschädel**, er ist wesentlich an der Formgebung des Gesichtes beteiligt.

Dazu zählen u.a.:

- Augenhöhle
- Tränenbein
- Nasenbein mit dem Nasenknorpel

---

23   Griechisch „*skeletos*" = ausgetrockneter Körper
24   Die Extremitäten können auch als Gliedmaßen bezeichnet werden.

- Jochbein
- Ober- und Unterkieferknochen

Die **Wirbelsäule** ist ein elastischer, doppel-S-förmiger Stab, die dem Körper erst die aufrechte Haltung ermöglicht und zusätzlich das Rückenmark schützt.

Die Wirbelsäule besteht aus einzelnen **Wirbelkörpern**, diese werden folgendermaßen eingeteilt:

- 7 **Halswirbel**
- 12 **Brustwirbel**
- 5 **Lendenwirbel**
- **Kreuzbein**, aus 5 Kreuzbeinwirbel verschmolzen
- **Steißbein**, aus 4-5 Steißbeinwirbel zusammengewachsen

Die **Wirbelkörper** umschließen das Rückenmark und schützen es vor Druck und Stoß. Das Rückenmark endet circa in Höhe des 2. Lendenwirbels[25]. Eine Besonderheit ist der erste und zweite Halswirbel. Der erste Halswirbel ist ringförmig, dadurch ist Nicken möglich. Der zweite Halswirbel besitzt einen zahnförmigen Fortsatz, welcher in den ersten Halswirbel hineinragt, dies ermöglicht eine Kopfdrehung nach links und rechts.

Zwischen den Wirbeln befinden sich die **Bandscheiben**, welche für die Federung verantwortlich sind. Dadurch wird verhindert, dass die einzelnen Wirbelkörper bei einer Bewegung aneinander reiben. Bandscheiben bestehen aus Faserknorpel, der eine hohe Druckfestigkeit hat.

Der **Schultergürtel** besteht aus den beiden **Schulterblättern** und **Schlüsselbeinen**. Er bildet einen regelrechten knöchernen Gürtel, der den Oberkörper gut stützt und die Verbindung zu den oberen Extremitäten, den **Armen**, herstellt.

Der Arm gliedert sich in **Oberarm**, **Ellenbogen** und **Unterarm**. Das **Handgelenk** verbindet den Unterarm mit der **Hand** und ermöglicht über die **Finger** die Greiffunktion sowie feinmotorische Tätigkeiten wie eine Nadel einfädeln oder das Erfassen eines Reiskornes. Diese Fähigkeit wird Zangen- oder Pinzettengriff genannt, Babys lernen ihn spielerisch in dem sie durch oftmalige Versuche probieren, ein Brösel aufzuheben.

---

25 Siehe Kapitel „Gehirn und Nervensystem"

Der **Brustkorb** besteht aus

- 12 Brustwirbel,
- den dazugehörigen 12 Rippenpaaren und
- dem Brustbein.

Er schützt Lunge, Herz, Leber und Teile der Milz vor Druck und Stoß.

Das 1.–7. Rippenpaar ist direkt mit dem Brustbein verbunden, es wird als **echte Rippen** bezeichnet.
Das 8.–10. Rippenpaar ist nur indirekt über einen Knorpel der nächsthöheren Rippe mit dem Brustbein verbunden, es wird als **falsche Rippen** bezeichnet.
Das 11. und 12. Rippenpaar hat keine Verbindung zum Brustbein, es ragt frei in die Muskulatur und wird daher als **fliegende Rippen** bezeichnet.

Zwischen den Rippen befindet sich die **Zwischenrippenmuskulatur,** welche die Atmung unterstützt.

Der **Beckengürtel** ist das Bindeglied zwischen Rumpf[26] und Beinen und besteht aus einem stabilen knöchernen Ring. Er bildet das **große** und **kleine Becken**.

Das große Becken wird vom Darm- und Schambein gebildet. Hier liegt ein Großteil der Dünndarmschlingen.
Das kleine Becken wird vom Kreuz-, Steiß- und Sitzbein gebildet. Darin liegen Harnblase, Mastdarm und bei Frauen zusätzlich Gebärmutter und Eierstöcke. Bei Frauen ist das kleine Becken auch breiter entwickelt, damit der Kopf des Kindes im Zuge der Geburt leicht durchtreten kann.

Das Hüftgelenk verbindet den **Oberschenkelknochen** mit dem Rumpf. Dieser bildet mit dem **Kniegelenk**, dem **Schien-** und **Wadenbein**, **Knöchel** und **Sprunggelenk** sowie dem **Fuß** die untere Extremität.

2.2. Gelenke

Gelenke sind Knochenverbindungen, die in **unechte Gelenke** und **echte Gelenke** eingeteilt werden.

---

26 Der Körper ohne Kopf, Hals, Arme und Beine wird als Rumpf bezeichnet.

Charakteristisches Merkmal **unechter Gelenke** ist die nur geringfügige Beweglichkeit bzw. Verschiebbarkeit.

Unechte Gelenke werden untergliedert in:

a. **bindegewebige Verbindungen**: die Fontanellen (= Knochenlücken am Schädeldach) beim Säugling
b. **knorpelige Verbindungen**: die Bandscheiben der Wirbelsäule oder die falschen Rippen und deren Verbindung zum Brustbein
c. **knöcherne Verbindungen**: der Schädelknochen des Erwachsenen oder das Kreuzbein

Charakteristische Merkmale **echter Gelenke** sind:

- die **bewegliche Verbindung** zumeist zweier oder auch mehrerer Knochen des Skeletts,
- der **Knorpelüberzug** an den Gelenkenden, schützt vor Reibung und Druck,
- der sehr schmale **Gelenksspalt** mit reibungsvermindernder Schmierflüssigkeit, der von der **Gelenkskapsel** nach außen abgeschlossen wird,
- **Gelenksbänder** halten das Gelenk zusätzlich zusammen und stabilisieren es.

Zusätzliche Unterstützung bieten:

- **Zwischenwirbelscheiben:** Disci[27] im Kiefergelenk,
  Menisci[28] im Kniegelenk,
- **Kreuz- und Seitenbänder** im Kniegelenk[29],
- **Schleimbeutel:** Dabei handelt es sich um von Bindegewebe umschlossene Spalträume, die mit ein wenig Schmierflüssigkeit gefüllt sind. Sie wirken wie Wasserkissen als Druckverteiler und vermeiden Reibung zwischen Sehnen und Knochen (typisch die Schleimbeutel der Ellenbogen- und Kniegelenke),
- **Sehnenscheiden:** Hierbei handelt es sich um zweischichtige Bindegewebsröhren zwischen deren Schichten sich Schmierflüssigkeit befin-

---

27 Griechisch „*discus*" = Scheibe; Disci ist die Mehrzahl von Discus.
28 Griechisch „*meniskos*" = mondförmiger Körper; der Begriff wurde latinisiert (= Meniscus); Menisci meint die Mehrzahl
29 Fußballspieler und Schifahrer sind durch die enorme Beanspruchung der Kreuz- und Seitenbänder im Kniegelenk häufiger von Verletzungen betroffen.

det. Sie befinden sich um Sehnen bestimmter Muskeln im Hand- und Fußbereich. Wiederum soll Reibung zwischen Knochen und Sehnen verhindert werden.

Unterschiedliche **Gelenkformen**, je nach Funktion, werden eingeteilt in:

- **Kugelgelenk:** im Schulter- und Hüftgelenk, eine Bewegung in alle Richtungen ist möglich,
- **Eigelenk:** ermöglicht im Handgelenk eine ovale Kreisbewegung der Hand,
- **Sattelgelenk:** im Daumengrundgelenk sind beide Gelenksflächen wie ein Reitsattel geformt, eine Beugung und Streckung wird dadurch möglich,
- **Scharniergelenk:** Finger- und Zehengelenk, Ellenbogen- und Kniegelenk, Beugung und Streckung wird ermöglicht,
- **Zapfengelenk:** zwischen Elle und Speiche am Unterarm, ermöglicht eine Drehbewegung aus dem Ellenbogen heraus.

Ein aufrechter Gang ist nur dann möglich, wenn das Hüft- und Kniegelenk das Abwinkeln des Beines und das Sprunggelenk ein Abrollen des Fußes ausführt. Die Bänder stabilisieren bei dieser Bewegung das Knie- und Sprunggelenk, die Schleimbeutel puffern dabei den Druck ab. Gleichzeitig richtet die Wirbelsäule den Oberkörper auf, die Arme pendeln das Gleichgewicht aus, während Nerven den eigentlichen Bewegungsablauf automatisch über Gehirn und Rückenmark steuern. Der Nervenimpuls wird auf die Muskulatur übertragen, mit deren Unterstützung die Bewegung motorisch umgesetzt werden kann.

2.3. Muskulatur

Der menschliche Organismus besteht aus rund 655 Muskeln, sie machen etwa, bei durchschnittlicher Beanspruchung, 40% des Körpergewichtes bei Männern und 23% bei Frauen aus. Im Vergleich dazu wiegt das Skelett nur etwa 14% des Körpergewichtes.
Bei übermäßigem Training wie Bodybuilding[30] steigt der Anteil der Muskelmasse, aber nicht die Anzahl der Muskelfasern. Am häufigsten wird

---

30   Englisch „*bodybuilding*" = Körperformung; Ursprünglich wurde Bodybuilding zur ästhetischen Formung des Körpers angewendet, das Ziel war die Reduktion der Fettzellen und der Aufbau der Muskelmasse. Heute steht bei dieser Sportart Doping (= unerlaubte Mittel zur Leistungssteigerung) im Vordergrund.

der Augenschließmuskel betätigt, im Durchschnitt mehrere 1000 Mal in 24 Stunden.

Die Muskulatur erfüllt wesentliche Aufgaben, nämlich

- die Bewegung des Skeletts durch das Zusammenspiel der Muskeln,
- die Bewegung der inneren Organe wie Herzmuskel, Darm,
- die Fixierung der Organe,
- die Wärmebildung durch Stoffwechselprozesse in den Muskelzellen und
- die Wärmespeicherung aufgrund der guten Durchblutung.

Wie bereits im Kapitel "Zelle und Gewebe" beschrieben, kann zwischen glatter und quergestreifter Muskulatur unterschieden werden.

Die **Form der Muskulatur** kann eingeteilt werden in:

- **Platte Muskeln:** Bauch-, Rücken- und Brustmuskulatur,
- **Spindelförmige Muskeln:** Arme und Beine,
- **Ringmuskeln:** Mund, Augen,
- **Schließmuskeln:** Anus, Harnröhre,
- **Hohlmuskeln:** Herz, Harnblase, Gallenblase, Gebärmutter,
- **Sehnen und flächenhafte Sehnenplatten:** Kopf, Bauch, Rücken, Arme, Hände, Beine, Füße.

Die **Haltemuskeln** haben eine wesentliche Funktion, sie halten den Körper in einer stabilen Position, etwa beim Stehen oder Sitzen.

Die wesentlichsten Haltemuskeln sind:

- Nackenmuskulatur
- Bauchmuskulatur
- Rückenmuskulatur
- Oberschenkelmuskulatur
- Wadenmuskulatur

Als **Skelettmuskeln** bezeichnet man jene Muskeln, die vor allem für die willkürlichen, aktiven Körperbewegungen zuständig sind, zum Beispiel die Bewegung von Armen und Beinen.

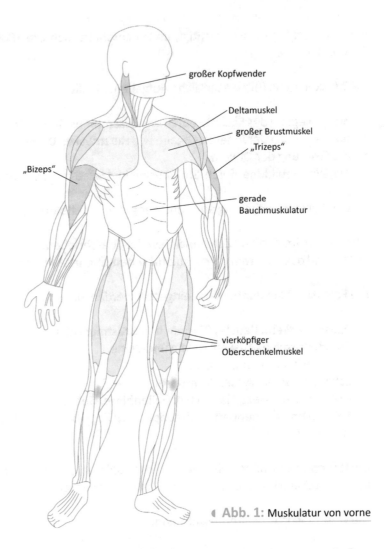

große Kopfwender

Deltamuskel

großer Brustmuskel

„Trizeps"

„Bizeps"

gerade
Bauchmuskulatur

vierköpfiger
Oberschenkelmuskel

◀ **Abb. 1:** Muskulatur von vorne

Die quergestreiften Muskelfasern der Skelettmuskulatur sind von mehreren bindegewebigen Hüllen umgeben, diese dienen der Stütze. Der gesamte Muskel ist nochmals von einem Bindegewebeschlauch umgeben um zusätzlich Stabilität zu gewährleisten.

Die Gesamtheit der Muskeln steht sowohl im Ruhezustand, im Schlaf, als auch bei Bewegung unter Spannung. Diese Muskelspannung wird als **Tonus**[31] bezeichnet. Wäre der Ruhetonus nicht vorhanden, würde der

31 Latinisierte Form des altgriechischen Verbs „*teinein*" = spannen, anspannen, ausspannen

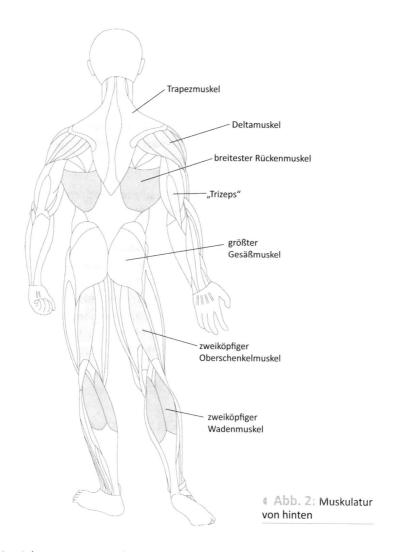

Trapezmuskel

Deltamuskel

breitester Rückenmuskel

„Trizeps"

größter
Gesäßmuskel

zweiköpfiger
Oberschenkelmuskel

zweiköpfiger
Wadenmuskel

◀ Abb. 2: Muskulatur
von hinten

Körper in sich zusammensacken. Während einer Narkose verändert sich
der Tonus ebenfalls.

Die einzelnen flüssigen Bewegungsabläufe kommen durch ein fein abge-
stimmtes Zusammenspiel mehrerer gegensätzlich aber auch zusammen-
arbeitender Muskeln zustande.
Der prinzipielle Bewegungsimpuls geht vom Gehirn aus.

Das folgende Beispiel soll den Ablauf verdeutlichen:
Ihr Auge erspäht in einiger Entfernung eine interessante Zeitung auf dem
Tisch (das Bewegungsziel). Um diese Zeitung zu erreichen, löst Ihr Gehirn

einen Impuls in den Nerven, welche die Muskeln steuern, aus und die Bewegung in Richtung Zeitung wird eingeleitet.

Sie gehen los, ein Zusammenspiel Ihrer beiden Beine mit der dazugehörigen Muskulatur, die an- und entspannt, unterstützt von Gelenken, Sehnen und Bändern, läuft ab. Zusätzlich setzen Sie Ihre Arme zum Auspendeln des Gleichgewichtes ein. Kurz vor dem Tisch bereiten sich Ihre Arme schon darauf vor die Zeitung zu ergreifen oder umzublättern. Dafür wiederum benötigen Sie die Feinmotorik ihrer Finger.

Die Abläufe erfolgen aufgrund des oftmaligen Wiederholens automatisch, so macht sich z. B. niemand darüber Gedanken, welches Muskelspiel dahinter steht, wenn man auf einem Sessel sitzt.
Werden neue Abläufe eingeübt, wie das Balancieren auf einem schmalen Steg, werden diese Vorgänge wieder bewusster wahrgenommen.
Damit diese Abläufe alle koordiniert und schmerzfrei ablaufen können, benötigt der Körper die Mineralstoffe **Natrium**[32], **Kalium**[33] und **Kalzium**[34]. Wird ein Muskel überbeansprucht, entsteht eine länger andauernde Verkürzung der Muskelfasern, der Tonus ist über einen bestimmten Zeitraum erhöht. Dieser Zustand wird als **Muskelkrampf** bezeichnet, welcher typischerweise beim Schwimmen oder längerem Tennisspiel auftritt und sich nach kurzer Zeit wieder löst.

2.4. Erkrankungen von Knochen, Gelenken und Muskeln

2.4.1. Osteoporose[35]

Prinzipiell ist der Knochen ein stabiles Gewebe, welches den üblichen Stoß- und Druckbelastungen des Alltags gut standhält, vorausgesetzt, dass ausreichend Kalzium im Knochen eingelagert ist. Wird zu wenig Kalzium eingelagert, ist die Knochendichte und somit die Stabilität des Knochens nicht mehr gewährleistet. Es kommt zu einem vermehrten Abbau der Knochen-

---

32 Natrium kommt in Verbindung mit Chlorid im Kochsalz vor.
33 Kalium kommt hauptsächlich in Pilzen, Bananen, Datteln, Bohnen, Käse, Spargel, Spinat und Kartoffeln vor. Kaliummangel führt zu schweren Muskelkrämpfen. Dieser Mangel entsteht sehr oft bei anstrengenden Sportarten, da durch übermäßiges Schwitzen vermehrt Kalium über den Schweiß ausgeschieden wird.
34 Kalzium kommt hauptsächlich in Milch und Milchprodukten vor. Bei Kalziummangel kommt es zu Übertragungsstörungen von Nervenimpulsen auf die Muskelfasern.
35 Griechisch *„os"* Knochen; Osteoporose meint „den porösen Knochen"

substanz, dadurch wird der Knochen porös und bricht schon bei leichteren Stoß- und Druckbelastungen, wie bei Bagatellstürzen zu beobachten ist. Dieses Krankheitsbild wird als Osteoporose bezeichnet. Typischerweise tritt die Erkrankung im zunehmenden Alter auf und wird im Volksmund als **Knochenschwund** bezeichnet. Es konnte wissenschaftlich bestätigt werden, dass es auch schon vor dem 30. Lebensjahr zu Knochendichtestörungen kommt und diese dann besondere Auswirkungen im Alter haben. Statistisch gesehen sind zu 80% Frauen betroffen, dies hängt mit dem weiblichen Hormonhaushalt zusammen. Nach der **Menopause**[36] wird durch die Veränderung des Hormonhaushaltes vermehrt Kalzium über den Harn ausgeschieden anstatt in den Knochen eingelagert zu werden.

Zu Beginn der Erkrankung treten keine Beschwerden auf, erst im Laufe der Zeit können folgende Symptome beobachtet werden:

- verminderte Knochendichte
- Schmerzen bei fortgeschrittener Erkrankung
- Wirbelkörpereinbrüche
- Knochenbrüche nach Bagatellverletzungen

Die Diagnosestellung erfolgt durch eine Messung der Knochendichte und die Bestimmung des Kalziumspiegels.
Aktuelle Forschungen zeigten in diversen Studien, dass tägliche Bewegung an der frischen Luft in Kombination mit einer ausgewogenen, kalziumreichen Ernährung die Osteoporose größtenteils verhindern oder abschwächen kann.

2.4.2. Zerrung, Prellung und Knochenbruch

Durch Überbeanspruchung, im klassischen Fall beim Sport oder beim Gehen mit High Heels kann es zum Umknicken des Knöchels kommen und das Gelenk mit den dazugehörigen Bändern überdehnt werden. Dieser Umstand wird als **Zerrung** bezeichnet. Bei der Zerrung bleiben das Gelenk und die Bänder intakt, es kommt lediglich zu einer Schwellung mit Wärmegefühl, Schmerzen und eventuell einem Bluterguss.
Die Ruhigstellung des Gelenkes durch Bandagen und kühle Umschläge bewirken eine rasche Linderung der Beschwerden.

---

36 Griechisch: *„men"* Monat; *„pausis"* Ende. Die Menopause ist der Zeitpunkt der letzten spontanen Menstruation einer Frau.

Die **Prellung** wird durch einen Schlag oder Stoß ausgelöst. Gelenk und Bänder bleiben auch hier intakt, die Beschwerden sind von denen der Zerrung kaum zu unterscheiden. Zerrungen und Prellungen heilen im Regelfall ohne Komplikationen ab. Da ein Knochenbruch oder eine schwerwiegende Gelenksverletzung ohne Röntgenuntersuchung nicht ausgeschlossen werden kann, wird eine ärztliche Abklärung jedoch empfohlen.

Beim **Knochenbruch** steht die Verletzung der Knochensubstanz im Vordergrund, ausgelöst durch eine massive Gewalteinwirkung. Im Winter können Unfallchirurgen in den Skigebieten ein Lied davon singen.

Folgende Symptome können auftreten:

- Rötung,
- Schwellung,
- Schmerzen,
- Wärmegefühl,
- Funktionseinschränkung,
- evtl. sichtbare Fehlstellung des betroffenen Knochens,
- evtl. treten Knochenteile durch die Haut an die Oberfläche (= offener Bruch),
- evtl. Stufenbildung in der Knochenkontur,
- evtl. Knirschen durch Reibung der Knochen bei Bewegung.

Die Versorgung eines Knochenbruches erfolgt über den Facharzt für Unfallchirurgie[37]. Die Ruhigstellung der betroffenen Knochenanteile kann erfolgen durch:

- Gipsverband,
- operative Versorgung mit Platten und/oder Schrauben oder
- Fixiergeräte, welche von außen angebracht werden.

Ist der Knochen in der ursprünglichen Position stabilisiert, kann der Heilungsprozess einsetzen.

---

37 Griechisch *„chirurgie"* = die handwerkliche Kunst. Die Chirurgie befasst sich mit der Behandlung von Krankheiten und Verletzungen durch manuelle (Manus = die Hand) und instrumentelle Einwirkung auf den Körper des betroffenen Menschen (= Operation). Die Unfallchirurgie befasst sich mit operativen und konservativen (= Behandlungsmöglichkeiten ohne chirurgischen Eingriff) Therapien zur Wiederherstellung und Erhaltung beschädigter Strukturen (= Organsysteme und Bewegungsapparat) nach Unfällen.

Gefürchtete Komplikationen sind

- Gelenkfehlstellungen,
- Verkürzungen der Sehnen,
- Bewegungseinschränkungen,
- Funktionsstörungen der Gelenke.

2.4.3. Schleimbeutelentzündung

Durch übermäßige Belastung bzw. durch traumatische Verletzungen (Sturz) kann sich eine Entzündung des Schleimbeutels bilden. Meist sind das Ellenbogen- und das Kniegelenk betroffen. Besonders häufig leiden Tennis- und Fußballspieler, die ihren Sport intensiv betreiben, darunter.

Typische Symptome sind:

- Schmerzen,
- Schwellung,
- Bildung eines Ergusses[38],
- Bewegungseinschränkung.

Die medizinische Abklärung und Behandlung ermöglichen eine Abheilung der Erkrankung und dadurch wieder eine schmerzfreie Bewegung.
Bei Profisportlern oder beruflich stark belasteten Personen wie Fliesenlegern, welche stundenlang kniend am Boden arbeiten, wird ein besonderes Augenmerk auf die Prophylaxe gelegt. Heute sind Knie- und Ellenbogenschoner bereits Standard.

2.4.4. Sehnenscheidenentzündung

Sehnenscheiden neigen bei Überbeanspruchung dazu, sich zu entzünden. Die Gleitfähigkeit der Sehnen nimmt ab, dadurch wird die Bewegung schmerzhaft.

---

38 Als Erguss bezeichnet man eine Flüssigkeitsansammlung in einer vorgegebenen Körperhöhle oder Körperspalte. Entzündlich veränderte Flüssigkeit und evtl. Blut sammelt sich in der Gelenkskapsel.

Häufig ist das Handgelenk betroffen:

- bei Bäckern die Teig kneten,
- Masseuren,
- Personen, die ständig am PC arbeiten.

Typische Symptome sind:

- starke Schmerzen bei Belastung,
- knotige Verdickungen der Sehne,
- Schwellung,
- Hitzegefühl,
- Bewegungseinschränkung.

Eine ärztliche Abklärung ist wichtig, da ansonsten dauerhafte Funktions-einschränkungen auftreten können. Im Rahmen der Behandlung ist auch zu überlegen, durch welche Belastungen die Erkrankung zustande gekommen ist und wie die Belastungen reduziert werden können. So wird etwa bei regelmäßiger Arbeit am PC eine spezielle Tastatur empfohlen, welche die Handgelenke besonders schont.

2.4.5. Nabelbruch, Leistenbruch

Durch eine Schwäche der Bauchwand bzw. des Leistenkanals entsteht eine Öffnung unterschiedlicher Größe, die Stabilität der Bauchdecke bzw. des Leistenkanals ist dadurch nicht mehr gewährleistet. Durch übermäßige Beanspruchung, wie beim ruckartigen Anheben schwerer Lasten, kommt es zur Vergrößerung der bereits bestehenden Öffnung. Darmschlingen können sich durch diesen Bruch des Leistenkanals oder der Bauchdecke schieben und abgeklemmt werden.

Typische Symptome sind:

- Wölbungen im Bruchbereich (von erbsengroß bis faustgroß),
- Schmerzen,
- Übelkeit,
- evtl. Beschwerden beim Stuhlgang.

Die Abklärung erfolgt durch den Facharzt für Chirurgie. Im Regelfall wird der Bruch chirurgisch verschlossen. Ist dies nicht möglich, schaffen Bruchbänder[39] Abhilfe.

2.4.6. Muskelkater[40]

Durch übermäßige Beanspruchung bestimmter Muskelgruppen, speziell untrainierter Muskelpartien, kommt es zu feinen Einrissen einzelner Muskelfasern. Diese führen zu Schmerzen und Schwellungen, dem typischen Muskelkater. Neueste Studien zeigten, dass Aufwärmtraining und Dehnungsübungen vor dem Sport nahezu keinen Einfluss auf die Entstehung des Muskelkaters haben. Warme Bäder und Saunagänge können aber Abhilfe schaffen.
Sanfter Trainingsaufbau und der Einsatz von Hilfsmitteln, wie Wanderstöcke zur Entlastung der Beinmuskulatur, können einen Beitrag zur Vermeidung von unangenehmen Schmerzen leisten.
Schmerzmittel sollten nur nach Absprache mit dem Arzt eingenommen werden.

2.4.7. Muskelfasereinriss

Bei übermäßiger Belastung (Fußball spielen, Gewicht heben) kann es zum Einriss einer Muskelfaser kommen. Heftige Schmerzen sind die Folge, die betroffene Extremität kann nicht mehr belastet werden. Ruhigstellung, Hochlagerung und Kühlung der betroffenen Körperstelle sind als Erste Hilfe-Maßnahmen einzusetzen, die weitere Diagnosestellung erfolgt durch den Facharzt für Unfallchirurgie.
Ist mehr als ein Drittel des Muskelquerschnittes eingerissen, werden operative Therapiemöglichkeiten überlegt.
Meist dauert es circa 6 Wochen, bis der Heilungsprozess abgeschlossen ist. Erst wenn die volle Elastizität der Muskelfasern wiederhergestellt ist, kann mit einem sanften Belastungstraining begonnen werden.

---

39 Das Bruchband ist ein korsageartiger Gürtel, welcher verhindert, dass Darmschlingen durch die Öffnung dringen können.
40 Der Begriff „Muskelkater" stammt von dem eingedeutschten Begriff „Katarrh" = griechisch *„kattarhein"* = herunterfließen und meint im eigentlichen Sinne die Entzündung.

2.4.8. Gelenksabnützung

Das Nachlassen der Regenerationsfähigkeit[41] bewirkt die Aufrauung der schützenden Knorpelschicht, dadurch reiben sich die Gelenke ab. Durch den Reiz der abgeriebenen Stoffe treten sehr leicht Entzündungen auf, Schmerzen folgen. Zusätzlich wird zu wenig Gelenkschmiere produziert, die Beweglichkeit der Gelenke ist nicht mehr im vollen Ausmaß gegeben. Typische Beschwerden sind:

- Schmerzen, wenn die Bewegung aus dem Ruhezustand begonnen wird,
- Schwellungen an den betroffenen Gelenken,
- Funktionseinschränkungen.

Häufig sind Übergewicht, einseitige Belastungen der Gelenke und mangelhafte Bewegung klassische Auslöser für die Abnützungserscheinungen. Das Ausmaß der Gelenksabnützung und die daraus resultierende Therapie ist vom Facharzt für Orthopädie[42] festzulegen.

2.4.9. Rheuma[43]

Die Bezeichnung „Rheuma" hat sich umgangssprachlich etabliert, fachlich richtig wird Rheuma aber als **„Erkrankung des rheumatischen Formenkreises"**[44] bezeichnet.
Aufgrund einer Störung des Immunsystems werden meist körpereigene Zellen, bevorzugt die der Gelenkinnenhaut, angegriffen und zerstört. Der Körper geht davon aus, dass es sich um fremde Zellen handelt. Wodurch diese Störung des Immunsystems ausgelöst wird, ist sich die Wissenschaft noch nicht im Klaren.

---

41 Latein „regeneratio" = Neuentstehung; Im Regelfall steht der Begriff „Regeneration" für „Erholung".
42 Griechisch „orthos" = aufrecht, „-pädie" = erziehen. Die Orthopädie befasst sich mit der Entstehung, Verhütung, Diagnose, Behandlung und Rehabilitation angeborener und erworbener Funktionsfehler der Knochen, Gelenke, Muskel und Sehnen.
43 Griechisch „rheo" = ich fließe; Um 1580 glaubte man, dass kalter Schleim vom Gehirn herunterfließe und die Beschwerden an den Gelenken auslöse. Zu dieser Zeit wurde die Lehre der Körpersäfte vertreten. Man ging davon aus, dass Körpersäfte Auslöser für sämtliche Erkrankungen sind.
44 Unter Krankheiten des rheumatischen Formenkreises werden unterschiedliche Krankheitsbilder zusammengefasst, deren gemeinsame Merkmale Schmerz und Funktionsstörungen am Bewegungsapparat sind.

Typische Symptome sind:

- sehr intensiv empfundene fließende, stechende Schmerzen, die zum innerlichen Zucken führen,
- Verformungen und Fehlstellungen der Gelenke,
- Störung der motorischen Abläufe und dadurch verbundenen starken Bewegungseinschränkungen.

Im Prinzip werden bis zu 400 Formen im Rahmen der Erkrankungen des rheumatischen Formenkreises beschrieben wobei am häufigsten Störungen mit Gelenksbeteiligung auftreten. In diesem Zusammenhang ist aber auch zu erwähnen, dass im Prinzip alle Körperregionen betroffen sein können (z. B. Weichteilrheuma).
Deshalb sind Erkrankungen des rheumatischen Formenkreises sehr schwierig und aufwändig zu diagnostizieren und therapieren. Der Rheumatologe legt dabei sein Hauptaugenmerk auf die Schmerztherapie, die oft ein Leben lang notwendig ist.

2.4.10. Knochenkrebs

Der Knochenkrebs tritt sehr selten auf, nur 1% aller Krebserkrankungen entfallen auf diese Erkrankung.

Die ersten Symptome sind

- Schwellungen,
- Rötungen und
- dumpfe Schmerzen.

Die Abklärung erfolgt mittels radiologischer Untersuchungsmethoden.
Häufiger werden **Knochenmetastasen** im Zuge einer Krebserkrankung diagnostiziert, der Volksmund bezeichnet dies ebenfalls als Knochenkrebs, was fachlich gesehen jedoch nicht richtig ist.
Brust-, Prostata-, Bronchial- und Nierenzellkarzinom setzen sehr häufig Knochenmetastasen. Wenn diese auftreten, ist dies ein Hinweis, dass die Krebserkrankung bereits weit fortgeschritten ist.
Neben der Leber und der Lunge ist das Skelett am häufigsten von Metastasen betroffen, es kommt zu spontanen Knochenbrüchen und starken Schmerzen.

Die fachgerechte Diagnosestellung und Behandlung erfolgt über den Onkologen[45], dem Facharzt für Krebserkrankungen.

TESTEN SIE IHR KNOW-HOW!

1. Beschreiben Sie den Aufbau und die Funktion der Knochen.
2. Beschreiben Sie den Aufbau und die Funktion der Gelenke.
3. Welche Grundfunktionen haben Muskeln?
4. Wie werden die Muskeln eingeteilt?
5. Erläutern Sie den Entstehungsmechanismus der Osteoporose.

---

45   Griechisch *„onkos"* Anschwellung; *„logos"* Lehre. Die Onkologie befasst sich mit der Vorbeugung, Diagnostik, Therapie und Nachsorge von bösartigen Krebsgeschwüren.

3. Herz, Gefäßsystem und Kreislauf

3.1. Das Herz

Das Herz ist der zentrale Motor unseres Körpers und für die Kreislauffunktion hauptverantwortlich. Es pumpt das sauerstoffreiche Blut rhythmisch durch die elastischen Blutgefäße zu den Organen und in die Gewebe, um diese mit Nährstoffen und Sauerstoff zu versorgen. Sauerstoff- und nährstoffarmes Blut wird wieder abtransportiert und neu angereichert. Der genaue Vorgang ist im Abschnitt „Kreislauf" beschrieben.

Das Herz liegt größtenteils in der linken Brustkorbhälfte und wird von der Lunge umgeben. Die Herzspitze liegt im 5. Rippenzwischenraum links vom Brustbein. Versuchen sie diese Stelle zu tasten, hier ist der Herzschlag am besten zu fühlen.

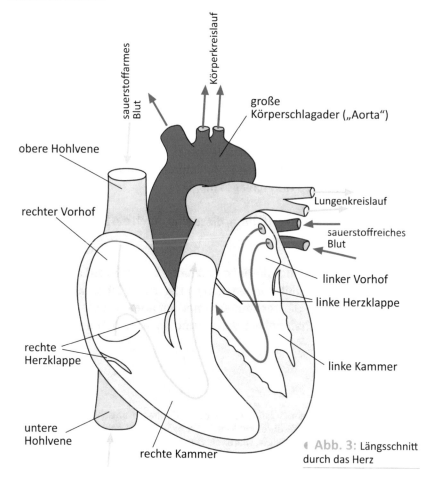

◀ Abb. 3: Längsschnitt durch das Herz

Das Herz ist ein Hohlorgan[46], Abb. 3 zeigt einen Längsschnitt durch das Herz.
Die **Herzwand** besteht aus drei Schichten:
Die **erste Schicht** ist eine dünne Innenhaut, welche an der Bildung der
Herzklappen beteiligt ist.
Die **zweite Schicht** besteht aus kräftiger, quergestreifter Muskulatur, welche
aber unwillkürlich arbeitet (siehe Kapitel „Muskulatur" zur Wiederholung).
Die Muskelschicht ist für die Herzleistung (= Pumpleistung) verantwortlich.
Die **dritte Schicht** liegt außen und überzieht das Herz mit einer dünnen
Haut, welche fest mit der Muskelschicht verbunden ist.
Der **Herzbeutel** wird aus der dritten Schicht gebildet. Er ist ein bindegewe-
biger Sack, welcher das Herz umgibt um dem Herzen durch eine schmale
Gleitschicht eine optimale Bewegungsmöglichkeit zu geben. Die freie
Bewegung wird durch eine geringe Menge seröser Flüssigkeit ermöglicht.
Es handelt sich also hierbei um eine seröse Höhle.
Als seröse Höhlen[47] bezeichnet man Spalträume innerhalb des Körpers,
die von zwei glatten Schichten ausgekleidet und damit gegeneinander
verschieblich sind.
Sie bestehen aus

- einem dem Organ anliegenden Blatt und
- dem nach außen gerichteten Blatt.

Das innere Blatt geht an der Umschlagstelle nahezu nahtlos in das äußere
Blatt über. Dadurch ist eine leichte und schmerzfreie Verschieblichkeit des
Herzens während des Herzschlages möglich.

Das Herz besteht aus zwei Hälften, diese sind durch die Scheidewand voneinander getrennt.

Sowohl die **rechte** als auch die **linke Herzhälfte** bestehen aus einem **Vorhof**
und einer **Kammer**, somit ergeben sich vier Herzinnenräume. Zwischen dem
rechten Vorhof und der rechten Kammer befindet sich die **dreizipfelige
Segelklappe**. Zwischen linkem Vorhof und linker Kammer befindet sich

---

46 Ein Hohlorgan ist ein Organ, welches einen Hohlraum umschließt. Zu den Hohl-
    organen zählen Speiseröhre und Magen-Darm-Trakt, Gallenblase, Luftröhre, Herz,
    Eileiter, Gebärmutter, Vagina, Nierenbecken, Harnleiter, Harnblase und Harnröhre.
47 Weitere seröse Höhlen im menschlichen Körper sind die Brustfellhöhle, die Bauch-
    fellhöhle und der Hodensack.

die **zweizipfelige Segelklappe**[48]. Die Klappen verhindern den Rückstrom des Blutes.

Die **Herzkranzgefäße** liegen außen und dienen zur Eigenversorgung des Herzmuskels mit Sauerstoff. Hier hat der Herzinfarkt seinen Ursprung (siehe Abschnitt Herz-Kreislauferkrankungen)

Im Normalfall schlägt das Herz in Ruhe ca. 70 – 80 x pro Minute. Der **Herzzyklus** besteht aus einer **Kontraktionsphase** (= die aktive Verkürzung des Muskels, also das Zusammenziehen der Herzmuskelfasern) und einer **Erschlaffungsphase**. Während der Kontraktionsphase wird das Blut weitertransportiert, bei der Erschlaffungsphase erholen sich die Muskelzellen wieder und die Kammern werden dabei mit Blut gefüllt. Im Ruhezustand werden etwa fünf Liter Blut pro Minute durch das Herz-Kreislaufsystem bewegt.

Das Herz besitzt eine eigene, unabhängige Erregungsbildung und Erregungsleitung. Dieses System wird auch als **Reizleitungssystem** bezeichnet. Die Erregungsbildung und das Erregungsleitungssystem sind für die selbständige Arbeit des Herzmuskels notwendig. Der elektrische Impuls im Reizleitungssystem wird an weiterführende Schaltstellen weitergeleitet, das Herz schlägt rhythmisch. Herzrhythmusstörungen haben hier ihren Ursprung (siehe Abschnitt Herz-Kreislauferkrankungen).

3.2.   Blutgefäße

Die Blutgefäße bestehen wie das Herz aus drei Schichten:

1. einer zarten Innenauskleidung,
2. einer Schicht glatter Muskelzellen und
3 aus lockerem Bindegewebe.

Die Blutgefäße können in **Arterien** und **Venen** unterteilt werden. Die Arterien transportieren das Blut vom Herzen weg, Venen transportieren das Blut zum Herzen hin.
Venen sind grundsätzlich wandschwächer als Arterien, da Venen einem geringeren Druck standhalten müssen. Große Hauptgefäße verzweigen sich und bilden immer kleinere Gefäßeinheiten, die dünnsten Gefäße werden als

---

48   Die zweizipfelige und die dreizipfelige Segelklappe wurden so benannt, weil ihre Optik einem zwei- bzw. dreizipfeligen Segel entspricht.

Haargefäß bezeichnet. Diese sind so dünn, dass die festen Blutbestandteile nur mehr hintereinander durch die Gefäße transportiert werden können.

Der **arterielle Blutstrom** wird durch die Pumpfunktion des Herzens gewährleistet.

Der **venöse Rückstrom** wird durch

- die Sogwirkung des Herzens,
- die Sogwirkung des Brustkorbes bei der Einatmung,
- die Venenklappen (welche einen Rückstrom verhindern),
- die Muskelvenenpumpe und
- die arteriellen Pulswelle der benachbarten Arterien unterstützt.

Das Herz bildet gemeinsam mit den Gefäßen das **Herz-Kreislaufsystem**.

3.3. Der Kreislauf

Der rechte Vorhof empfängt das sauerstoffarme Blut aus der oberen und unteren Körperhälfte über die Hohlvenen. Das Blut wird vom rechten Vorhof in die rechte Kammer angesaugt, zwischen rechtem Vorhof und rechter Kammer befindet sich die dreizipfelige Segelklappe. Diese verhindert den Rückfluss des sauerstoffarmen Blutes.
Die rechte Kammer leitet das Blut aus dem rechten Vorhof über die Lungenarterien weiter zur Lunge, wo das sauerstoffarme Blut wieder mit Sauerstoff angereichert wird. Die Lungenarterien haben Taschenklappen, die zusätzlich den Rückfluss vom sauerstoffarmen Blut verhindern. In der Lunge wird das Blut mit Sauerstoff angereichert und Kohlendioxid abgegeben (siehe Kapitel Atmungstrakt). Der linke Vorhof empfängt über die Lungenvenen das mit Sauerstoff angereicherte Blut aus der Lunge. Dieser Kreislauf wird als **kleiner Kreislauf** oder auch **Lungenkreislauf** bezeichnet.

Der linke Vorhof pumpt das sauerstoffreiche Blut durch die zweizipfelige Segelklappe in die linke Kammer. Diese ist der wandstärkste Innenraum des Herzens und entscheidend für die Pumpleistung des Herzens.
Die linke Kammer pumpt das Blut über die Aorta in zahlreiche Arterien, es kommt zum Weitertransport an die Organsysteme. Organe und Gewebe werden mit Sauerstoff versorgt, Kohlendioxid und Stoffwechselprodukte werden im Gegenzug dazu aufgenommen und abtransportiert. Das sauerstoffarme Blut fließt nun über die Venen zurück in die obere und untere Hohlvene, diese münden wiederum in den rechten Vorhof. Dieser Abschnitt

wird als **großer Kreislauf** oder auch **Körperkreislauf** bezeichnet. Als Besonderheit im großen Kreislauf ist die **Pfortader** zu erwähnen. Wie auf der Abbildung zu entnehmen ist, führt sie sauerstoffarmes aber sehr nährstoffreiches Blut von Magen und Darm zur Leber und zur Bauchspeicheldrüse, um die Nährstoffe zu verarbeiten.

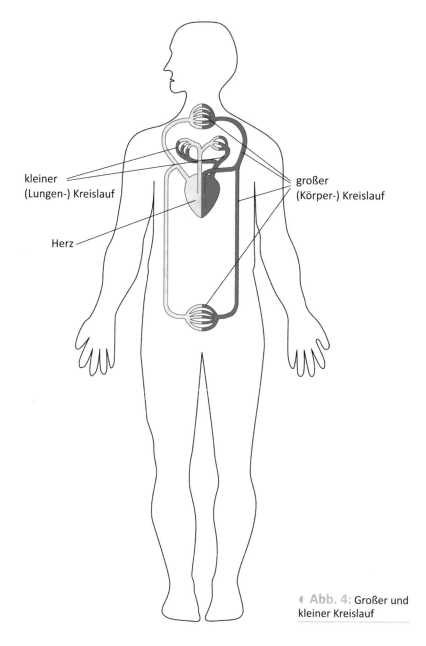

kleiner
(Lungen-) Kreislauf

großer
(Körper-) Kreislauf

Herz

◀ **Abb. 4:** Großer und kleiner Kreislauf

Das Kreislaufsystem besteht somit aus zwei hintereinander geschalteten Hauptabschnitten: dem Körperkreislauf mit der linken Herzhälfte und dem Lungenkreislauf mit der rechten Herzhälfte als Pumpen.

Der **Blutdruck**[49] ist jener Druck, den das Blut auf das Gefäßsystem ausübt. Der Druck in den Arterien entsteht nur durch den Herzschlag, der Druck in den Venen entsteht durch die Sogwirkung des Brustkorbes bei der Einatmung, den Venenklappen welche einen Rückstrom verhindern, der Muskelvenenpumpe und der arteriellen Pulswelle der benachbarten Arterien. Der Blutdruck wird zentral im verlängerten Rückenmark reguliert. Bei der Blutdruckbestimmung wird sowohl der maximale Druck während des Blutauswurfes aus der Kammer in die Peripherie, als auch der minimalste Druck während der Erholungsphase des Herzens gemessen. Daraus ergeben sich zwei Werte, die gemeinsam durch den Arzt beurteilt werden müssen. Ein üblicher Durchschnittswert ist 120/80mmHg[50].

Die **Pulswelle**, welche wir üblicherweise am Handgelenk tasten können, ist eine arterielle Pulswelle. Herzschlag und Pulsschlag sind ident, d. h. bei der Pulsmessung wird letztendlich die Frequenz des Herzschlages pro Minute gemessen. Der Puls wird prinzipiell an arteriellen Gefäßen getastet. Ein üblicher Durchschnittswert in Ruhe sind ca. 60 – 80 Schläge pro Minute. Bei Belastung, wie Stiegen steigen, erhöht sich der Pulsschlag.

3.4.   Erkrankungen des Herz-Kreislaufsystems

3.4.1. Niedriger Blutdruck

Die Ursache für niedrigen Blutdruck ist ein zu hohes Gefäßvolumen im Verhältnis zum zirkulierenden Blutvolumen[51]. Dies kann durch ein zu geringes Blutvolumen (Flüssigkeitsmangel oder Blutverlust), durch weitgestellte Gefäße (bei einem Schock), einem zu geringen Blutrückstrom zum Herzen

---

49   Der Blutdruck wird allgemein mit den beiden Buchstaben **RR** abgekürzt. RR bedeutet Riva Rocci. Scipione Riva-Rocci war ein italienischer Arzt, welcher 1896 erstmals die Methode der Blutdruckmessung mittels Oberarmmanschette beschrieb. Die Technik der RR-Messung wurde 1905 durch den russischen Arzt Nikolaj Sergejewitsch-Korotkow wesentlich ergänzt, er beschrieb erstmals den zusätzlichen Einsatz eines Stethoskops.

50   mmHg = ist die Maßeinheit für den Blutdruck und bedeutet „Millimeter Quecksilbersäule".

51   Das bedeutet, die Gefäße sind zu groß für die vorhandene Blutmenge.

(bei starken Krampfadern) oder einer verminderten Pumpfunktion des Herzens (= Herzinsuffizienz) passieren.

Die typischen Symptome sind:

- Blässe,
- Kältegefühl,
- Müdigkeit,
- Übelkeit,
- Kopfschmerzen,
- Schwindelgefühl,
- Kreislaufprobleme.

Niedriger Blutdruck kann aber auch veranlagungsbedingt sein. Eine medizinische Abklärung ist notwendig, da dauerhafte Durchblutungsstörungen Folgeschäden hinterlassen.

3.4.2. Hoher Blutdruck

Hoher Blutdruck entsteht durch einen verstärkten Spannungszustand der Blutgefäße, diese sind enger als im Normalfall. Deshalb erhöht sich der Strömungsdruck, ein höherer Druck auf die Gefäßwand ist die Folge. Der typische hohe Blutdruck in unserer Gesellschaft meint den erhöhten arteriellen Blutdruck, dieser ist in vielen Fällen auf die Lebensführung (erhöhtes Körpergewicht, zu wenig Bewegung, ungesunde Ernährung, Rauchen, Stress) zurückzuführen. Es gibt aber auch andere Gründe, wie Nieren- oder Schilddrüsenerkrankungen.

Typische Symptome sind:

- Kopfschmerzen,
- Ohrensausen,
- Schwindelgefühl,
- Nasenbluten,
- Unruhe,
- Schlafstörungen,
- erhöhtes Wärmegefühl.

Hoher Blutdruck soll unbedingt medizinisch abgeklärt und behandelt werden, da die Gefahr eines Schlaganfalles oder einer Hirnblutung gegeben ist. Unbehandelter hoher Blutdruck schädigt langfristig die Gefäße.

3.4.3. Arteriosklerose

Im Volksmund wird die Arteriosklerose auch als **Arterienverkalkung** bezeichnet. Hierbei handelt es sich um eine Erkrankung der Arterien. Ablagerungen von Blutfetten, kleinen Blutgerinnseln, Bindegewebe und geringen Mengen Kalk an der Innenseite der Gefäße stehen im Vordergrund. Im engeren Sinne meint der Begriff Arteriosklerose eine bindegewebige Verhärtung und Verdickung der Arterien, Verengungen und Verminderung der Elastizität sind die Folge.
Die Gefäßveränderungen entwickeln sich schleichend, bis hin zu Jahrzehnten, ohne nennenswerte Beschwerden zu zeigen.
Erst später werden die Auswirkungen sichtbar, Durchblutungsstörungen, Schlaganfall, Herzinfarkt oder der plötzliche Herztod sind die Folgen.
In den westlichen Industrienationen ist die Arteriosklerose bzw. deren Folgeschäden eine der häufigsten Todesursachen.
Für die Entstehung einer Arteriosklerose sind zu hoher Blutdruck im arteriellen System, Übergewicht, zu hohe Blutfettwerte, zu hohe Cholesterinwerte, zu hoher Blutzucker, Rauchen, Stress, kalorien- und fettreiche Ernährung kombiniert mit Bewegungsmangel sowie genetische Komponenten die häufigsten Ursachen.

3.4.4. Krampfadern

Krampfadern sind ausgeweitete, oberflächliche Venen der Beine, an der Oberfläche sind die Schlängelungen und Knäuelbildungen der Venen sichtbar.
Venen transportieren das Blut aus den einzelnen Körperregionen zum Herz zurück. Da im venösen System der Blutdruck geringer ist, muss die Schwerkraft überwunden werden. Steigt der Druck in den Venen der Beine an (beim Sitzen oder langem Stehen), dehnen sich diese mit der Zeit aus, es bilden sich Krampfadern. Der Klappenschluss im venösen System ist bei ausgeweiteten Venen beeinträchtigt, dadurch versackt zusätzlich venöses Blut in den Beinen und erhöht somit weiter den Druck.

Typische Ursachen dafür sind Übergewicht, hormonelle Einflüsse (Schwangerschaft), Bewegungsmangel, langes Sitzen und/oder Stehen, Bindegewebsschwäche und genetische Veranlagung.
Thrombosen und **Embolien** sind daraus entstehende Komplikationen, welche auch lebensbedrohlich sein können.

3.4.5. Thrombose

Im Rahmen einer Thrombose bildet sich ein Blutgerinnsel (= Thrombus) in einem Gefäß, wobei häufig das venöse Gefäßsystem und im Speziellen die tiefen Beinvenen, betroffen sind.

Ein Blutgerinnsel entsteht durch die Verklumpung fester Blutbestandteile (siehe Kapitel „Blut"), bedingt durch die verlangsamte Strömungsgeschwindigkeit des Blutes und die Verringerung des venösen Rückflusses. Flüssigkeitsmangel erhöht zusätzlich den Anteil an festen Blutbestandteilen, die Gerinnungsneigung ist deshalb ebenfalls erhöht.

Auch Schäden an der Innenseite der Gefäße haben einen maßgeblichen Einfluss auf die Thromboseentstehung.

Die Einnahme der Pille, vor allem in Kombination mit Rauchen, Übergewicht, Flüssigkeitsmangel, Schwangerschaft, das Alter der Frau und vorgeschädigte Gefäße (z. B. vorangegangene Thrombosen) begünstigen die Thromboseentstehung.

Bei ausgeprägten Venenthrombosen sind Schwellungen, gerötete und gespannte Haut, Überwärmung des betroffenen Beines sowie Spannungsgefühl und Schmerzen in Kniekehle, Wade und Fuß zu beobachten.

3.4.6. Embolie

Unter Embolie versteht man den teilweisen oder vollständigen Verschluss eines Blutgefäßes. Der Verschluss kann durch ein Blutgerinnsel, eine Thrombose, Fetttröpfchen nach einem offenen Knochenbruch oder Luftbläschen, wenn bei einer intravenösen Injektion Luft in das venöse System injiziert wird, erfolgen.

Embolien können sowohl im venösen aber auch im arteriellen System auftreten (siehe Kapitel „zentrales und peripheres Nervensystem", Abschnitt „Schlaganfall").

Bei einer Lungenembolie entstehen sehr oft bedrohliche Situationen wie akute Atemnot, stechende Schmerzen beim Atmen, Angstzustände und Panik, die zum Tod führen können.

3.4.7. Herzrhythmusstörungen

Herzrhythmusstörungen sind eine Beeinträchtigung der Herzschlagfolge, das Herz schlägt arrhythmisch. Diese Störungen haben ihren Ursprung im Reizleitungssystem, die Impulsentstehung oder die Impulsübertragung ist betroffen. Der Rhythmus kann schneller oder langsamer werden, beide Formen müssen medizinisch abgeklärt und behandelt werden. Verschiedene Herzmuskelerkrankungen, wie die koronare Herzkrankheit sind die Hauptursache.

Typische Symptome sind

- Herzrasen,
- Herzstolpern (der betroffene Patient spürt das kurze Aussetzen des Herzschlages),
- das Verspüren von Extraschlägen und Ohnmachtsanfällen.

Herzrhythmusstörungen können **Kammerflattern** (= wenn der Herzrhythmus ca. 250 Schläge pro Minute beträgt) und **Kammerflimmern** (= wenn der Herzrhythmus 300 – 800 Schläge pro Minute beträgt) auslösen. Diese Komplikationen sind lebensbedrohlich, da durch die Flimmerbewegungen kein Blut mehr weitertransportiert werden kann.
Nach rechtzeitiger Diagnostik können Herzschrittmacher in vielen Fällen Abhilfe schaffen. Die Diagnosestellung von Herzerkrankungen erfolgt immer durch den Kardiologen[52].

3.4.8. Herzinsuffizienz

Bei der Herzinsuffizienz ist das Herz unfähig, die lebensnotwendige Blutmenge, die der Körper dringend benötigt, ohne Druckanstieg in die Herzvorhöfe zu fördern. Im Volksmund wird dieser Umstand als **Herzschwäche** bezeichnet. Hier muss aber angemerkt werden, dass es sich nicht nur um eine verminderte Pumpfunktion (welche der Begriff Herzschwäche meint) handelt, sondern auch um einen veränderten Füllzustand der Herzvorhöfe.

Die häufigsten Ursachen sind:

- koronare Herzkrankheit,
- Herzrhythmusstörungen,
- Herzinfarkt,
- Herzmuskelentzündungen.

---

52 Griechisch *„kard-"* = Wortstamm für den Begriff Herz. Griechisch *„logos"* = Lehre. Die Kardiologie beschäftigt sich mit der Vorbeugung, Diagnosestellung, Therapie und Rehabilitation von Herz-Kreislauferkrankungen.

Die **akute Herzinsuffizienz** entwickelt sich innerhalb von wenigen Stunden bis einigen Tagen und muss medizinisch rasch versorgt werden. Die schwere akute Herzinsuffizienz kann zum schnellen Tod führen.

Die **chronische Herzinsuffizienz** entwickelt sich langsamer, meist über Jahre. Es zeigen sich im Krankheitsverlauf eine Verdickung des Herzmuskels, ein schneller Herzschlag und Verengungen der Blutgefäße. Dadurch wird die reduzierte Pumpleistung über einen gewissen Zeitraum ausgeglichen. Kann der Ausgleich nicht mehr ausreichend erfolgen, kommt es zur Atemnot nach geringer Belastung oder im Ruhezustand, sowie zu Wasseransammlungen in den Beinen, entstanden durch einen Blutrückstau im großen Kreislauf. Ein Blutrückstau im Lungenkreislauf führt zur Wasseransammlung in der Lunge und dadurch zu akuter Atemnot. Während der Patient atmet, hört man ein typisches Rasselgeräusch. Dieser Zustand bedarf rascher ärztlicher Hilfe.

3.4.9. Koronare Herzkrankheit

Hierbei handelt es sich um Arterienverkalkungen der Herzkranzgefäße. Durch Ablagerungen an der Innenseite der Gefäßwände verringert sich der Gefäßdurchschnitt, die Gefäße verlieren an Elastizität. Durch diese Verengungen fließt weniger sauerstoffreiches Blut durch die Herzkranzgefäße, es kommt zu einer Mangelversorgung der Herzmuskulatur. Es entsteht ein Missverhältnis zwischen Sauerstoffangebot und Sauerstoffbedarf.
Nach Belastung (Sport) bzw. bei weiterem Fortschreiten der Erkrankung auch nach geringer Belastung (z. B. 2 – 3 Stiegen steigen) treten akute Schmerzen im Brustbereich auf, die oft in den linken Arm ausstrahlen. Das Gefühl der Brustenge und Angstzustände verstärken die Bedrohlichkeit für den betroffenen Menschen. Dieser akute Zustand wird auch als **Angina pectoris**[53] bezeichnet und bedarf rascher ärztlicher Hilfe.
Im Rahmen der Ersten Hilfe[54] ist es besonders wichtig, dass für Ruhe gesorgt wird, Stress würde die Symptomatik verstärken. Wenn der Patient eine vom Arzt verordnete Notfallsmedikation bei sich hat, ist diese nach Anordnung einzunehmen, danach bessert sich rasch das akute Zustandsbild.
Die koronare Herzkrankheit ist eine chronische Erkrankung, welche langsam über Jahre fortschreitet und nicht heilbar ist. Werden jedoch die Risikofaktoren reduziert und der Lebensstil zugunsten einer gesunden Lebensweise geändert, kann die Verschlechterung verzögert werden. Allerdings bei

---

53   Latein „*angina*" = Enge, Beklemmung; Latein „ *pectoris*" = Brust
54   Siehe Hrsg.: Jedelsky, Heimhilfe, 3. überarbeitete Auflage, Springer Verlag

gleichbleibender Lebensweise sind in vielen Fällen Herzrhythmusstörungen, Herzinfarkt und plötzlicher Herztod die Folge.

Die koronare Herzkrankheit mit ihren Folgen ist die häufigste Todesursache in der zivilisierten Gesellschaft und wird deshalb auch als Wohlstandserkrankung[55] bezeichnet.

3.4.10. Herzinfarkt

Der Herzinfarkt ist eine lebensbedrohliche akute Erkrankung des Herzmuskels. Durch das Absterben von Herzmuskelzellen (= Infarkt) gehen Teile der Herzmuskulatur zugrunde. Dieser Zelluntergang wird durch eine Durchblutungsstörung, die meist länger als 20 Minuten dauert, ausgelöst. In vielen Fällen wird durch ein Blutgerinnsel ein vorgeschädigtes Herzkranzgefäß verschlossen. Rauchen, Übergewicht, Fehlernährung, Alkohol, Bluthochdruck und Bewegungsmangel begünstigen die krankheitsauslösenden Veränderungen an den Herzkranzgefäßen. Die Herzmuskelzellen sind unwiederbringlich zerstört und können ihre Funktion nicht mehr aufnehmen. Auslösende Faktoren für einen Infarkt können plötzliche Belastungen und/oder Stresssituationen mit starken Blutdruckschwankungen sein.

Typische Symptome des Herzinfarktes sind starke Schmerzen im Brustbereich, welche in die Arme und den Oberbauch ausstrahlen. Atemnot, Übelkeit, Schweißausbrüche und Angstzustände begleiten den akuten Zustand. Schwere Herzinfarkte führen zum plötzlichen Herztod.

Wissenschaftliche Untersuchungen zeigen, dass ein gewisser Prozentteil der Herzinfarkte symptomenarm verläuft und erst spät erkannt wird. Dieser Umstand erschwert eine professionelle medizinische Behandlung.

Im Rahmen der Ersten Hilfe[56] stehen lebenserhaltende Maßnahmen sowie die rasche medizinische Versorgung im Vordergrund.

TESTEN SIE IHR KNOW-HOW!

1. Beschreiben Sie Aufbau und Funktion des Herzens.
2. Welchen Weg nimmt das Blut im großen Kreislauf?
3. Welchen Weg nimmt das Blut im kleinen Kreislauf?
4. Worin unterscheiden sich Arterien und Venen?
5. Welche Erkrankungen können auftreten, wenn es zu Veränderungen im Herz-Kreislaufsystem kommt?

---

55 Eine Wohlstandserkrankung ist eine Erkrankung, welche vorrangig in der industrialisierten Welt vorkommt und in der Dritten Welt eher wenig bis keine Bedeutung hat. Deren Entstehung ist vom Lebensstil des Menschen abhängig.
56 Siehe Hrsg.: Jedelsky, Heimhilfe, 3. überarbeitete Auflage, Springer Verlag

4. Blut und lymphatisches System

4.1. Das Blut

Das Blut besteht aus circa 60% flüssigen Bestandteilen (= Blutplasma) und circa 40% festen Bestandteilen (= Blutzellen).

Im Kreislaufsystem eines erwachsenen Menschen zirkulieren je nach Körpergröße und Körperbau etwa 4 – 6 Liter Blut. Ein Blutverlust von circa 2 – 2,5 Litern ist lebensbedrohlich.

Das Blut wird durch die Funktion des Herz-Kreislaufsystems weitertransportiert und versorgt die Körperzellen mit Sauerstoff, Nährstoffen, Salzen (= Elektrolyte) und Wärme. Ebenso werden Hormone (wie z. B. Insulin), Immunzellen (z. B. Antikörper) und Gerinnungsfaktoren an den Zielort transportiert. Das Blut ist gemeinsam mit dem lymphatischen System das Abwehrsystem des Körpers. Das bei Stoffwechselprozessen anfallende Kohlendioxyd in den Körperzellen wird durch das Blut abtransportiert.

Das **Blutplasma** besteht aus Wasser, Salzen, Eiweißen, Antikörpern und Gerinnungsstoffen. Das Eiweiß ist eine wichtige Reserve bei Eiweißmangel, auf die der Körper im Notfall zurückgreift, da es hauptverantwortlich für die Wasserverteilung zwischen Gefäßsystem und Zwischenzellraum ist. Der pH-Wert des Plasmas beträgt 7,4. Geringe Verschiebungen im pH-Wert kann der Körper teilweise selbst regulieren.

Die **festen Blutbestandteile** können in

*   rote Blutkörperchen,
*   weiße Blutkörperchen und
*   Blutplättchen eingeteilt werden.

Rote Blutkörperchen sind mengenmäßig am häufigsten vertreten und für den Sauerstofftransport und den Abtransport des Kohlendioxids verantwortlich. Der eisenhaltige rote Blutfarbstoff ist an die roten Blutkörperchen gebunden, bei Eisenmangel sind zu wenig rote Blutkörperchen vorhanden. Die Bildung der roten Blutkörperchen erfolgt bei Kindern in den Röhrenknochen, bei Erwachsenen nur mehr im roten Mark der platten Knochen (Brustbein, Beckenkamm). Danach werden sie in die Blutbahn ausgeschwemmt. Der Abbau von roten überalterten Blutkörperchen erfolgt über die Milz und die Leber.

An der Hülle der roten Blutkörperchen sitzen verschiedene Merkmale, welche die **Blutgruppenzugehörigkeit** des Blutes bestimmen. Generell kann zwischen den Blutgruppen

- A,
- B,
- AB und
- 0

unterschieden werden. Die Blutgruppeneinteilung wird deshalb auch als **ABO-System**[57] bezeichnet. Neben diesen Merkmalen finden sich in den flüssigen Blutbestandteilen Antikörper, welche nicht gegen die eigenen roten Blutkörperchen gerichtet sind.

Ein weiteres Merkmal der roten Blutkörperchen ist der **Rhesusfaktor.** Die genaue Bezeichnung ist **Rhesus positiv (Rh+)** oder **Rhesus negativ (Rh-)**[58]. Bei der ersten Übertragung rhesusungleichen Blutes kommt es noch zu keinem Transfusionszwischenfall, aber es werden bereits Antikörper gebildet. Bei der zweiten Übertragung rhesusungleichen Blutes kommt es dann zu lebensgefährlichen Reaktionen.

Die genannten Merkmale sind wichtig bei der Verabreichung von **Bluttransfusionen**[59]. Jede **Blutkonserve** wird deshalb vor der Transfusion ausgekreuzt. Es wird getestet, ob sich die Blutkonserve mit dem Blut des Patienten verträgt oder ob es zu Unverträglichkeitsreaktionen kommen könnte. Transfusionszwischenfälle sind lebensbedrohlich, weil sich die roten Blutkörperchen auflösen.

Besonders während der zweiten Geburt kann es zu lebensgefährlichen Situationen kommen, wenn die Mutter Rh- und das Kind Rh+ ist. Zur Vorbeugung wird bereits während der ersten Schwangerschaft eine Prophylaxe[60] verabreicht.

---

57   Das ABO-System wurde 1901 von dem österreichischen Mediziner Karl Landsteiner entdeckt. Dafür bekam er 1930 den Nobelpreis für Medizin verliehen. 1940 entdeckte er gemeinsam mit Alexander Solomon Wiener den Rhesusfaktor. Karl Landsteiner zierte von 1997 – 2001 die Rückseite der 1000-Schilling-Note als Anerkennung für die Verdienste der Medizin in der Republik Österreich.

58   Am häufigsten sind in Österreich die Blutgruppen A positiv (33%) und 0 positiv (30%) vertreten. Am geringsten ist in Österreich die Blutgruppe AB negativ (1%) vertreten.

59   Die Verabreichung von menschlichem Blut über die Vene in Form einer Blutkonserve wird als Transfusion bezeichnet.

60   Unter dem Begriff Prophylaxe ist eine vorbeugende Maßnahme zur Vermeidung einer Krankheit oder einer gesundheitlichen Komplikation zu verstehen.

Weiße Blutkörperchen dienen in erster Linie der Abwehr von Krankheitserregern, sie werden daher auch bei Entzündungsprozessen vermehrt aktiviert. Die Bildung der weißen Blutkörperchen erfolgt, wie bei den roten Blutkörperchen, im Brustbein und Beckenkamm. In den Lymphknoten, der Milz, den Mandeln und im Knochenmark, bei den Kindern auch im Bries. Die weißen Blutzellen müssen „lernen", welche Stoffe zum Organismus gehören, also körpereigen sind, und welche körperfremd sind.
Normalerweise zirkulieren nur circa 10% der weißen Blutkörperchen im Kreislauf, der Großteil befindet sich im Knochenmark und wird erst bei Bedarf, wie bei einem Infekt, in die Blutbahn ausgeschwemmt. Über diesen Mechanismus kann der „Einsatzort" gut erreicht werden.

Blutplättchen werden im Knochenmark gebildet und sind wesentlich an der **Blutgerinnung** beteiligt. Bei der Verletzung eines Gefäßes verengt sich das verletzte Gefäß, die Gefäßwand rollt sich ein und verklebt. Zusätzlich heften sich die Blutplättchen an das umliegende Gewebe oder aneinander an, es entsteht ein Pfropf, die Verletzung wird kurzfristig verschlossen. Bei diesem Vorgang setzen die Blutplättchen auch gerinnungsfördernde Stoffe (= Gerinnungsfaktoren) frei. Durch diese beiden Vorgänge bildet sich ein fester Blutkuchen, abgetrocknet als **Kruste** bezeichnet, ein natürlicher Wundverband, der daher nicht gewaltsam entfernt werden sollte. Diese Vorgänge bezeichnet man auch als **Kette der Blutgerinnung**[61]. Im Normalfall dauert dieser Vorgang 3-4 Minuten.

Stürzt eine Person und zieht sich dadurch einen **blauen Fleck**[62] zu, so ist der dabei entstandene Blutkuchen durch die Haut bläulich schimmernd sichtbar. Die Blutbestandteile werden langsam abgebaut, dadurch verändert sich die Farbe des Fleckes von dunkelblau-schwarz bis grünlich-gelblich, zuletzt verblasst der Fleck. Bei oberflächlichen Verletzungen trocknet der Blutkuchen aus.

---

61 1905 beschrieb der deutsche Arzt Paul Oskar Morawitz erstmals die Kette der Blutgerinnung. Er gilt als Begründer der Blutgerinnungslehre. Ihm zu Ehren wird bis heute in Deutschland jährlich der „Paul-Morawitz-Preis" für besondere Errungenschaften der Medizin verliehen.

62 Der blaue Fleck wird auch als Hämatom bezeichnet (griechisch „*haima*" = Blut)

4.2.   Das lymphatische[63] System

Das lymphatische System besteht aus den **Lymphbahnen** (= Lymphgefäß-system) und den **lymphatischen Organen:**

- Lymphknoten,
- Milz,
- Rachenmandeln,
- Bries,
- lymphatisches Gewebe des Darms.

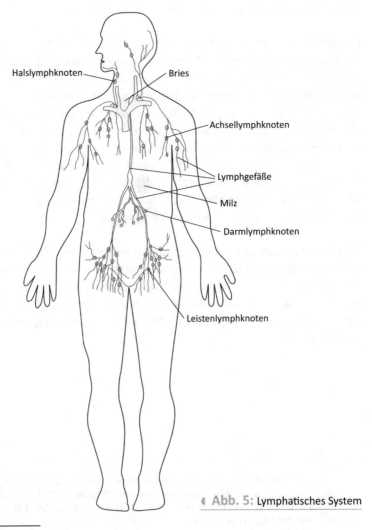

◀ **Abb. 5:** Lymphatisches System

---

63   griechisch „*lymphe*" = klares Wasser

Der Körper bildet täglich circa zwei Liter Lymphflüssigkeit.

Das lymphatische System ist mit ein Teil des Abwehrsystems (= **Immun-system**) gegen Krankheitserreger. Ohne lymphatisches Gewebe könnten Krankheitserreger nicht abgewehrt werden. Neben dieser Funktion hat das Lymphgefäßsystem auch eine wichtige Bedeutung im Flüssigkeitstransport und steht daher in enger Beziehung zum Blutkreislauf und bildet einen Parallelweg zu den venösen Gefäßen.
Die Lymphgefäße beginnen blind im Bindegewebe, sie münden in immer größere Lymphgefäße, die dann schließlich in Lymphstämmen zusammenlaufen. Diese geben dann ihre flüssigen Bestandteile in das venöse Gefäßsystem im oberen Brustraum ab.
Im Lymphgefäßsystem sind **Lymphknoten** zwischengeschaltet. Hauptaufgabe der Lymphknoten ist es, die Lymphflüssigkeit zu filtrieren und damit von Krankheitserregern und Fremdkörpern zu befreien. Bei Infekten schwellen die Lymphknoten an, da vermehrt Krankheitserreger ausgefiltert und abtransportiert werden müssen. Häufig sind dabei die Lymphknoten in den Achseln, in den Leistenbeugen und am Hals betroffen.

Die **Milz** liegt im linken Oberbauch unter dem Zwerchfell und wiegt im Durchschnitt circa 150 – 200 Gramm.

Die Hauptaufgaben der Milz sind

* die Vermehrung und die Speicherung einer Untergruppe der weißen Blutkörperchen, somit
* die Unterstützung bei der Infektabwehr.
* Der Abbau der überalterten roten Blutkörperchen und Blutplättchen erfolgt ebenfalls in der Milz.

Erwachsene können ohne Milz leben, da andere Systeme das Fehlen der Milz ausgleichen. Bis ins Jugendlichenalter kommt es nach der Entfernung der Milz (z. B. nach einem Unfall) sehr häufig zu Infekten, weil die Vermehrung und Speicherung bestimmter Untergruppen weißer Blutzellen nicht mehr ausreichend möglich ist.

Die **Rachenmandeln** sind die „Wächter" am Eingang des Luft- und Speiseweges, Krankheitserreger werden an Ort und Stelle am Eindringen in den Organismus gehindert. Bei vergrößerten Mandeln ist eine vermehrte

Infektabwehr beobachtbar. Häufige Mandelentzündungen können aber den Organismus auf Dauer sehr schwächen, das ist dann auch der typische Anlass für die operative Entfernung.

Das **Bries**[64] besteht aus zwei ovalen Lappen und liegt über dem Herzen hinter dem Brustbein und ist das wichtigste Immunorgan des Kindes. Im Bries werden lebenswichtige Zellen für die Immunabwehr gebildet, die den Menschen vor dem Tod durch Infektionen schützen. Nach der Pubertät verkümmert der Thymus und wird schrittweise in Fettzellen umgewandelt.

Der **Wurmfortsatz**[65] ist das lymphatische Gewebe des Darms. Nach der operativen Entfernung ist die Infektabwehr im Bereich des Darmes aber nicht beeinträchtigt.

Der menschliche Körper ist einer ständigen Bedrohung durch Bakterien, Viren, Pilze und Parasiten ausgesetzt. Um diese Eindringlinge erfolgreich abwehren zu können, muss das körpereigene **Abwehrsystem** aktiviert werden.

Der Mensch besitzt eine angeborene Immunität (= **unspezifische Immunität**) und eine erworbene Immunität (= **spezifische Immunität**). Beide Systeme sind eng miteinander verwoben.

Ist der Organismus mit einem speziellen Krankheitserreger konfrontiert, beginnt das unspezifische Abwehrsystem zu reagieren, Fresszellen umschließen den Krankheitserreger und verdauen diesen. Zeitgleich nimmt das spezifische Abwehrsystem seine Tätigkeit auf, es werden **Antikörper** (= Abwehrkörper) produziert, die genau gegen diesen Eindringling wirksam sind. Eine Untergruppe der weißen Blutkörperchen ist an der Bildung von Antikörpern beteiligt. Die Antikörper markieren den Erreger, damit die Fresszellen den Eindringling besser erkennen und vernichten können. Nach dem Kontakt mit dem Krankheitserreger werden die wichtigsten Informationen über den Erreger in sogenannten Gedächtniszellen gespeichert. Kommt der Organismus mit diesem Erreger zum zweiten Mal in Kontakt, kann das Immunsystem dieses Mal sehr viel rascher reagieren und in kürzester Zeit die notwendigen Antikörper zur Infektabwehr produzieren. Gezielte Impfungen werden vorbeugend zum Schutz von Infektionskrankheiten verabreicht.

---

64 Das Bries wird in der Fachliteratur auch als Thymus bezeichnet. In Österreich ist der Begriff „Bries" geläufiger, da das gebackene Kalbsbries auf vielen Speisekarten zu finden ist.
65 Der Wurmfortsatz wird im allgemeinen Sprachgebrauch oft fälschlicherweise als „Blinddarm" bezeichnet.

Es wird zwischen der

- **aktiven Immunisierung** und der
- **passiven Immunisierung** unterschieden.

Im Rahmen der **aktiven Immunisierung** werden die Krankheitserreger stark abgeschwächt oder abgetötet in den Organismus eingebracht. Das körpereigene Immunsystem wird aktiviert, das spezifische Immunsystem bildet Antikörper, welche gegen die geimpfte Krankheit schützen (z. B. Grippe, Tetanus[66]). Diese Immunreaktion verläuft in der Regel ohne Krankheitssymptome.

Bei der **passiven Immunisierung** werden hohe Dosen Antikörper gegen die betreffenden Krankheitserreger verabreicht. Die Wirkung setzt sofort ein und hält über einen definierten Zeitraum an. Dieser Mechanismus ist dann von besonderer Bedeutung, wenn ein Mensch mit einem Krankheitserreger in Kontakt kommt und nicht geimpft ist. Über die passive Immunisierung kann ein sofortiger Schutz trotz Kontakt mit dem Krankheitserreger erzeugt werden (passive Tetanusimpfung). Gleichzeitig erfolgt aber auch die aktive Immunisierung, damit ein Langzeitschutz aufgebaut werden kann.

Manche Impfungen bilden Antikörper, welche in der Regel lebenslang bestehen bleiben (Masern, Mumps, Röteln) aber manche Impfungen müssen aufgefrischt werden (Hepatitis A und B[67], FSME[68]).

4.3. Erkrankungen des Blutes und des lymphatischen Systems

4.3.1. Lymphstau

Der Lymphstau (auch **Lymphödem** genannt) ist eine Abflussstörung der Lymphflüssigkeit.

---

66 Tetanus = Wundstarrkrampf, welcher meist tödlich verläuft; gegen Tetanus kann aktiv und passiv geimpft werden.
67 Hepatitis A und B sind infektiöse Leberentzündungen, welche über Viren übertragen werden. Hepatitis A wird meist über verschmutztes Trinkwasser übertragen und heilt in der Regel ohne Komplikationen aus. Hepatitis B wird über Blut übertragen und kann chronisch werden. Leberkrebs und Leberversagen sind die Folgen der chronischen Hepatitis.
68 FSME= Frühsommermeningoenzephalitis ist eine von einem Virus verursachte Gehirnhautentzündung, welche über einen Zeckenbiss übertragen wird.

Die Ursachen sind meist

- Tumore,
- Lymphknotenentfernung(en) wie bei Brustkrebs[69],
- Unterbrechungen der Lymphbahnen durch Narbenbildung oder
- genetisch bedingt.

Der Lymphstau verursacht oft ein Spannungsgefühl verbunden mit Schmerzen, die Extremität erscheint schwer. Übermäßiges Wachstum von Bindegewebe in den betroffenen Bereichen kann dazu führen, dass sich die Ödeme verhärten und die Schwellungen nicht mehr zurückgehen.
Ausgeprägte Lymphödeme an den Armen oder Beinen werden auch als **Elefantiasis** bezeichnet. Das Bein erinnert optisch an einen Elefantenfuß, daher wurde diese Bezeichnung aus dem Griechischen übernommen.
Lymphödeme müssen einer konsequenten ärztlichen und physiotherapeutischen Behandlung unterzogen werden. Oft kommen Lymphdrainagen zur Anwendung, eine besondere Form der Massage, welche den Abfluss der Lymphflüssigkeit fördern. Die Therapie gestaltet sich meist langwierig.

4.3.2. Anämie

Die Blutarmut bzw. der Mangel an roten Blutkörperchen wird als Anämie bezeichnet.

Die Ursachen sind meist:

- zu geringe Bildung roter Blutkörperchen,
- zu hoher Blutverlust z. B. durch die Menstruation,
- Eisenmangel,
- große Operationen oder
- Schwangerschaft.

Zumeist klagen die betroffenen Personen über starke Müdigkeit und verringerte Leistungsfähigkeit, da zu wenig Sauerstoff über die roten Blutkörperchen zu den Organen und in die Gewebe transportiert wird. Ohrensausen und Kreislaufkollaps sind eine weitere Folge der Sauerstoffunterversorgung. Die Haut erscheint blass und matt.
Eine ärztliche Abklärung und anschließende Therapie laut ärztlicher Anordnung sind bei einer Anämie dringend empfohlen.

---

69   Bei Brustkrebs müssen oft die Lymphknoten im Achselbereich entfernt werden.

4.3.3. Entzündung

Eine Entzündung ist eine Abwehrreaktion des Organismus auf einen aus-lösenden Reiz. Der Körper ist bestrebt, diesen Reiz und dessen Folgen zu beseitigen.

Unterschiedliche Ursachen sind der Auslöser:

* Physikalische Reize durch Druck, Fremdkörper, Reibung, Strahlung, zu hohe oder niedrige Temperatur,
* Chemische Reize durch Säuren und Basen,
* infektionsbedingte Reize durch Viren, Bakterien, Pilze oder Parasiten,
* körpereigene Reize durch den Zerfall körpereigener Zellen nach Ver-letzungen.

Es gibt zwei Formen einer Entzündung,

* die **lokal begrenzte Entzündung** und
* die **allgemeine Entzündungsreaktion**.

Die **lokal begrenzte Entzündung** zeigt klassische Entzündungszeichen auf:

* Rötung,
* Hitze,
* Schwellung,
* Schmerz und
* Funktionsstörung.

Eine lokal begrenzte Entzündung kann aber auch im Inneren des Körpers ablaufen, die klassischen Entzündungszeichen sind dann zwar nicht sicht-bar, aber sie machen sich durch andere Beschwerden bemerkbar, z. B. bei einer Blasenentzündung: oftmaliger Harndrang, brennen und Schmerzen beim Urinieren.
Die **allgemeine Entzündungsreaktion** betrifft den gesamten Organismus.

Typische Symptome sind:

* Fieber,
* Müdigkeit,
* Abgeschlagenheit und

- ein allgemeines Unwohlsein,
- Veränderungen im Blutbild.

Entzündungen können entweder vollständig abheilen oder aber in chronische Entzündungen[70] übergehen. Dadurch kann das Immunsystem des menschlichen Körpers nachhaltig geschwächt werden.

4.3.4. Sepsis

Die Sepsis[71] wird umgangssprachlich auch als **„Blutvergiftung"** bezeichnet. Eine Sepsis liegt dann vor, wenn sich innerhalb des Körpers ein Herd gebildet hat (z. B. ein eitriger Zahn), von dem Krankheitserreger in den Kreislauf eingeschwemmt werden. Die Sepsis ist eine komplexe Entzündungsreaktion[72], die den gesamten Organismus betrifft, die Patienten sind lebensbedrohlich erkrankt.
Die moderne Medizin ermöglicht einen vorübergehenden Ersatz bzw. eine Unterstützung von Organfunktionen. Beatmung, Ausgleich der fehlenden Nierenfunktion, medikamentöse Aufrechterhaltung des Kreislaufes und eine fundierte Gerinnungstherapie sind in der Intensivmedizin Standard. Der rechtzeitige Therapiebeginn ist entscheidend für das Überleben. Oft werden hochdosierte Antibiotika[73] zur Bekämpfung der Bakterien über die Vene verabreicht.

4.3.5. Bluterkrankung

Als Bluter werden umgangssprachlich jene Personen bezeichnet, denen erblich bedingt ein Gerinnungsfaktor fehlt. Dadurch ist die Kette der Blutgerinnung unterbrochen. Es kann sich kein schützender Blutkuchen bilden, der betroffene Mensch droht zu verbluten, wenn nicht der fehlende Gerinnungsfaktor rasch verabreicht wird. Vorwiegend Männer sind davon betroffen.

---

70 Chronische Entzündungen dauern über Wochen oder Monate bzw. sie können für den Rest des Lebens bestehen. Sie verlaufen meist wellenförmig, d. h. es gibt symptomenarme und akute Krankheitsphasen. Antiobiotikaresistenzen erschweren die Therapie, d. h. Antibiotika können keinen Widerstand gegen den Krankheitserreger leisten.
71 griech. „sepsis" = Fäulnis, Verwesung
72 Komplexe Entzündungsreaktion = vielschichtige Symptome, den ganzen Körper betreffend
73 Antibiotika, griech. „anti-" = gegen und „bios" = Leben. Alexander Fleming gilt als offizieller Entdecker des Penicillins, im allgemeinen Sprachgebrauch als Antibiotikum bezeichnet. 1945 erhielt er deshalb den Nobelpreis für Medizin.

Bei bevorstehenden medizinischen Eingriffen ist der Arzt zuvor unbedingt zu informieren.

Im Gegensatz dazu gibt es Blutgerinnungsstörungen, welche durch die Medikamentengruppe der **Antikoagulantien**[74] ausgelöst werden. Dabei wird absichtlich die Blutgerinnung herabgesetzt, um die Bildung von Blutgerinnseln zu vermeiden.

Eingesetzt werden diese Medikamente bei:

- Schlaganfall(gefährdeten) Patienten,
- Herzinfarkt(gefährdeten) Patienten,
- Thrombose(gefährdeten) Patienten,
- bettlägerigen Personen und
- Personen nach einer Operation.

Die genaue Dosierung der Medikamente sowie die ärztlichen Kontrollen müssen genau eingehalten werden. Im Notfall, bei einer blutenden Verletzung, kann ein rasch wirksames Gegenmittel verabreicht werden. Steht ein geplanter Eingriff bevor, so wird die Medikamentendosis nach ärztlicher Rücksprache einige Tage vor dem Eingriff langsam reduziert, die Blutgerinnung setzt dann wieder zur Gänze ein.

4.3.6. Leukämie

Die Leukämie ist eine Erkrankung des blutbildenden Systems und wird im allgemeinen Sprachgebrauch auch als **„Blutkrebs"**[75] bezeichnet.
Im Zuge der Erkrankung kommt es zu einer stark vermehrten Bildung von Vorstufen der weißen Blutkörperchen. Diese Vorstufen sind funktionsuntüchtig. Die krankhaft veränderten Zellen breiten sich rasch im Knochenmark aus und behindern die Bildung von gesunden Blutzellen. Durch die gestörte Blutbildung entsteht ein Mangel an roten Blutkörperchen und Blutplättchen.
Weil auch Leber, Milz und Lymphknoten von den Leukämiezellen infiltriert[76] werden können, kann das Funktionsstörungen der Organe nach sich ziehen.

Akute Leukämien treten plötzlich auf und verursachen rasch Beschwerden.

---

74 griech. „anti-" = gegen und lat. „coagulatio" Zusammenballung
75 Mit der Bezeichnung *Krebs* meint die Medizin eine bösartige Gewebeneubildung.
76 Infiltrieren: das Eindringen von festen Substanzen in biologisches Gewebe.

Die häufigsten Symptome sind:

- Anämie,
- Infekte, die schwer abheilen,
- Hautblutungen,
- Nasenbluten,
- Schmerzen im Oberbauch und
- Veränderungen im Blutbild.

Akute Leukämien sind lebensbedrohlich und führen unbehandelt innerhalb von wenigen Wochen zum Tod. Meist sind jüngere Menschen davon betroffen.

Die Symptome der **chronischen Leukämien** sind ident mit denen der akuten Leukämie und verlaufen über Jahre. Vorwiegend sind ältere Menschen davon betroffen.

Leukämien werden normalerweise chemotherapeutisch[77] behandelt, ebenso können in bestimmten Fällen Knochenmarkstransplantationen[78] zur Therapie herangezogen werden.
Die Diagnose und Therapie erfolgt über den Hämatologen[79].

4.3.7. Lymphom

Umgangssprachlich wird das Lymphom als **„Lymphdrüsenkrebs"** bezeichnet.
Viele betroffene Menschen glauben zu Beginn der Erkrankung, einen allgemeinen „zähen" Infekt durchzumachen. Oft wird dem betroffenen Patienten erst im Nachhinein bewusst, dass er schon länger an uncharakteristischen allgemeinen Krankheitssymptomen gelitten hat.

---

77 Chemotherapie ist die medikamentöse Therapie von Krebsgeschwüren, bestimmte Zelltypen werden vernichtet oder geschwächt.
78 Dem Spender wird unter Vollnarkose bis zu einem Liter rotes Knochenmark aus dem Beckenkamm abgesaugt, aufbereitet und als Transfusion dem Patienten über die Vene transfundiert.
79 Griechisch *„haima"* = Blut. Die Hämatologie befasst sich mit den Krankheiten des Blutes, der blutbildenden Organe. Dazu zählen bösartige Erkrankungen des Blutes, Störungen des Knochenmarks in Bezug auf die Blutbildung, Störungen der Blutgerinnung sowie immunologische Prozesse des Blutes.

Zu diesen Symptomen gehören

- Müdigkeit,
- Mattigkeit,
- zu Beginn schmerzlose vergrößerte Lymphknoten, welche sich nicht zurückbilden,
- Appetitlosigkeit mit Gewichtsverlust und
- evtl. allgemeine Beschwerden im Oberbauch.

Die meisten Lymphome werden durch Zufall im Rahmen einer Blutuntersuchung entdeckt. Das Lymphom verändert das Blutbild, dadurch kommt es zu Störungen im Bereich der Blutzellenbildung.
Lymphome können über die Blut- und Lymphbahn streuen und Tochtergeschwülste (= Metastasen) bilden.
Es gibt heute schon vielfältige Operations- uns Therapiemöglichkeiten mit dementsprechenden Erfolgen.

4.3.8. Immunschwäche am Beispiel HIV

HIV[80] (= Humanes Immundefizienz-Virus) ist ein menschliches Immunschwäche-Virus, die später daraus resultierende Immunschwächekrankheit verläuft chronisch.

Das Virus ist übertragbar durch

- ungeschützten Geschlechtsverkehr bzw. ungeschützten Sexualkontakt,
- direkten Blutkontakt,
- infizierte Blutkonserven,
- Nadelstichverletzungen und
- gemeinsame Verwendung von Injektionsnadeln bei Drogensucht.

Der Zeitraum zwischen dem Erstkontakt bis zum Nachweis des HI-Virus im Blut dauert mehrere Wochen. In diesem Zeitraum ist der infizierte Mensch aber bereits ansteckend.

---

80 HIV Typ 1 wurde 1983 erstmals von Luc Montagnier und Francoise Barré-Sinoussi vom Institut Pasteur in Paris beschrieben. Sie erhielten dafür 2008 den Nobelpreis für Medizin.

Folgende Symptome werden häufig beobachtet:

- 3 – 6 Wochen nach der Ansteckung treten grippeähnliche Symptome mit Fieber,
- starker Nachtschweiß,
- Abgeschlagenheit,
- Hautausschläge,
- Gelenkschmerzen,
- kleine Defekte an der Mundschleimhaut auf.

Da diese Symptome wie bereits erwähnt oft mit einem grippalen Infekt in Zusammenhang gebracht werden, erfolgt meist keine weitere medizinische Abklärung. Eine frühe Diagnose wäre aber besonders wichtig, nur so können weitere Sexualpartner oder „Partner" aus der Drogenszene geschützt werden.

Wurde das Virus im Blut nachgewiesen, spricht die Medizin von einem **HIV-positiv**en Patienten. Diese Phase der Infektion kann Monate bis Jahre andauern. In diesem Zeitraum ist der betroffene Mensch aber bereits infektiös (= ansteckend).

Bricht das Vollbild der Erkrankung aus, d. h. werden Symptome der Erkrankung sichtbar, wird dieser Zustand als **AIDS** (= engl.: **A**cquired **I**mmune **D**eficiency **S**yndrom = erworbenes Immundefektsyndrom) bezeichnet. Es handelt sich also um eine definierte Gruppe von Krankheiten, die für dieses Krankheitsstadium charakteristisch sind.

Durch die starke Schwächung des Immunsystems kommt es zu:

- lebensbedrohlichen Infekten,
- Krebserkrankungen (Lymphom, Karposi-Sarkom[81]),
- Sepsis,
- Erkrankungen des Gehirns,
- starke Gewichtsabnahme und
- starkem Nachtschweiß.

Sehr oft wird der Organismus von Krankheitserregern, die für einen gesunden Menschen nicht bedrohlich sind, massiv befallen, aber hier sind lebensbedrohliche Situationen die Folge.

---

81 Benannt nach dem ungarischen Hautarzt Moritz Kaposi (1837 – 1902). Das Kaposi-Sarkom ist eine Krebserkrankung, welche dunkle knotige Veränderungen der Haut verursacht. Der Auslöser ist vermutlich ein Virus.

Es konnten in den letzten Jahren eine Reihe von immunstärkenden Medikamenten entwickelt werden, die es ermöglichen, mit HIV und AIDS über viele Jahre mit einer guten Lebensqualität zu überleben.

Da es bis dato keine Heilung bzw. Impfung gibt, gelten HIV bzw. AIDS als chronische Erkrankung.

AIDS ist laut AIDS-Gesetz eine meldepflichtige Erkrankung. Die Anzeige muss binnen einer Woche nach Stellung der Diagnose (HIV-Nachweis) an das Gesundheitsministerium in Wien gestellt werden. Die Anzeige ist anonym, es werden nur der Anfangsbuchstabe des Vor- und Familiennamens, Geschlecht und Geburtsdatum sowie entsprechende diagnostische Daten übermittelt.

TESTEN SIE IHR KNOW-HOW!

1. Beschreiben Sie die Zusammensetzung des Blutes.
2. Erläutern Sie die Aufgaben und Funktionen der einzelnen Blutbestandteile.
3. Wie und wo entsteht Lymphflüssigkeit und welchen Weg nimmt diese?
4. Was unterscheidet eine aktive von einer passiven Immunisierung?
5. Was geschieht im Körper bei einer Entzündung?

5.   Atmungssystem

Über die Atmung erfolgt die Aufnahme von Sauerstoff, welcher in den Zellen verwertet wird, und die Abgabe von Kohlendioxid und Wasser, welche als Abfallprodukte in den Zellen anfallen. Der Atemtrakt[82] erfüllt diese Aufgabe gemeinsam mit dem Kreislaufsystem.

Der Mensch atmet in Ruhe circa 12 – 16 Mal pro Minute, dabei werden circa 5 – 6 Liter Luft ein- und ausgeatmet. Das bedeutet, dass pro Atemzug bis zu 500 ccm[83] eingeatmet werden. Die Atmung ist unerlässlich für die Aufrechterhaltung des Lebens. Drei Minuten ohne Sauerstoff können bereits schwere Hirnschäden verursachen.

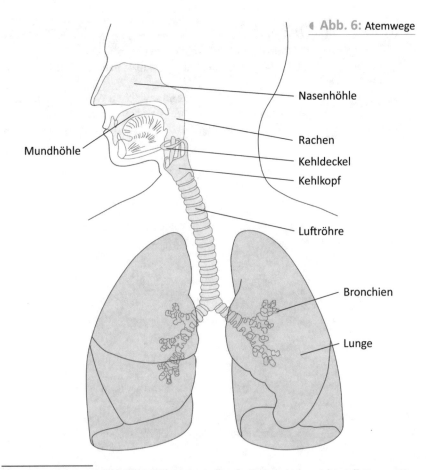

◀ **Abb. 6:** Atemwege

Nasenhöhle

Rachen

Kehldeckel

Kehlkopf

Mundhöhle

Luftröhre

Bronchien

Lunge

---

82 Der Atemtrakt wird allgemein auch als Respirationstrakt bezeichnet (lat. „respiratio").

83 1 ccm (= Kubikzentimeter) entspricht einem Würfel von 1 cm Höhe x 1 cm Breite x 1 cm Tiefe.

Die **oberen Atemwege** umfassen

- die Nasenhöhle und
- den Rachen.

Die **Nasenhöhle** ist durch die Nasenscheidewand in zwei Hälften getrennt. Sie ist mit einer stark durchbluteten Schleimhaut ausgekleidet, diese wärmt die Atemluft an.

In der Nasenhöhle befindet sich das Geruchsorgan. Wird ein Duft wahrgenommen, leitet der Riechnerv den Impuls an das Gehirn weiter. Dort wird dann der Duft erkannt oder als neuer Duft abgespeichert.

Beim Niesen wird nach dem Einatmen die Luft reflexartig durch die Nase aus den unteren Atemwegen herausgepresst. Die Nasenhöhle wird dadurch von Reizen wie Allergenen oder Fremdkörpern wie Staubpartikel oder Borken[84] befreit. Beim Niesen werden Luftgeschwindigkeiten von bis zu 160 Stundenkilometer erreicht. Durch die hohe Geschwindigkeit werden die Tröpfchen weit in die Luft geschleudert, die Krankheitserreger können sich ungehindert verbreiten. Hand vorhalten[85] beim Niesen bietet einen groben Schutz vor Infektionen.

Die Nasennebenhöhlen sind der Nasenhöhle angeschlossen. Ihnen werden keine nennenswerten Funktionen zugeschrieben, die Fachliteratur beschreibt sie als evolutionsbedingte[86] Überreste.

Bei Erkältungen kommt es aber immer wieder zu Entzündungen der Nasennebenhöhlen.

Der **Rachen** wird in drei Abschnitte eingeteilt:

- Nasenrachen,
- Mundrachen und
- Schlundrachen.

Über die Nase gelangt die angewärmte Luft in den **Nasenrachen,** dieser dient somit als Luftweg. In den Nasenrachen mündet auch der Tränen-Nasen-Gang. Wenn der Mensch weint, produziert er Tränenflüssigkeit. Diese wird zu einem Großteil über den Tränen-Nasen-Gang abgeleitet und Bestandteil des Nasensekretes. Dadurch muss sich der Mensch beim

---

84   Eingetrocknetes Nasensekret wird als Borken bezeichnet.
85   Rechtshänder sollten sich die linke Hand vorhalten. So wird die Übertragung durch Händeschütteln minimiert.
86   Lat, „evolare" = entwickeln, ablaufen; die Evolution meint die Entwicklung des Menschen im Verlauf seiner Stammesgeschichte.

Weinen meist schnäuzen. Bei genauer Betrachtung im Spiegel ist das Tränenpünktchen am inneren, unteren Lidrand sichtbar.

Die **Eustachische Röhre**[87], auch **Ohrtrompete** genannt, ist ein Verbildungsgang zwischen Mittelohr und Nasenrachen. Durch Gähnen und Schlucken erfolgt über die Ohrtrompete der Druckausgleich.

Zwischen Nasen- und Mundrachen liegt der **weiche Gaumen**, dieser ist wichtig für den Schluck- und Sprechvorgang. Der weiche Gaumen, besonders das **Gaumenzäpfchen**, kann die Atemwege während des Schlafens behindern indem es zu flattern beginnt, es entstehen typische Schnarchgeräusche.

Der **Mundrachen** ist der sichtbare Anteil des Rachens bei geöffnetem Mund. Die Begrenzung nach oben ist der harte Gaumen. In der Mitte des Gaumenbogens ist eine Naht sichtbar bzw. auch mit der Zunge tastbar. Wird diese Naht beim ungeborenen Kind entwicklungsbedingt nicht verschlossen, entsteht eine Lippen-Kiefer-Gaumenspalte[88].

Der harte Gaumen ist wichtig für das Kauen, Schlucken und Sprechen.

Der **Schlundrachen** leitet die Atemluft zum Kehlkopf weiter und endet dort. Mund- und Schlundrachen zählen nicht nur zu den oberen Atemwegen sondern auch zum Speiseweg (siehe Kapitel „Verdauungstrakt").

Die **unteren Atemwege** umfassen

- den Kehlkopf,
- die Luftröhre,
- die Bronchien und
- die Lunge mit den Lungenbläschen.

Die Anteile vor der Lunge werden auch als zuführende Atemwege bezeichnet und dienen ausschließlich der Reinigung, Befeuchtung und Erwärmung der Atemluft.

Der **Kehlkopf** schließt an den Schlundrachen an und besteht aus einem knorpeligen Skelett. An diesem Übergang kreuzen sich der Speise- und Luftweg.

---

87   Die Eustachische Röhre wurde nach dem italienischen Anatomen Bartolomeo Eustachi benannt.

88   Die Lippen-Kiefer-Gaumenspalte kann unterschiedlich ausgeprägt sein. Es ist möglich, dass nur die Lippe gespalten ist (= Hasenscharte), bis hin dass der gesamte Lippen-Kiefer-Gaumenbereich betroffen sind. Die operative Behandlung steht meist im Vordergrund.

Der **Kehldeckel** verschließt bei Bedarf den Kehlkopf und verhindert so, dass Flüssigkeit und Nahrungsbrei in die unteren Atemwege gelangen[89]. Im Inneren des Kehlkopfes sind die Stimmbänder gespannt, diese bilden die Stimmritze. Beim Sprechen oder Singen wird die Luft eingesogen, die Stimmbänder werden unterschiedlich gedehnt bzw. entspannt und die Luft dabei gezielt herausgepresst. Zusätzlich unterstützen die Zunge sowie der harte und weiche Gaumen die Artikulation[90]. Ist der Spalt zwischen den Stimmbändern[91] fast geschlossen, entsteht ein hoher Ton. Öffnet sich der Zwischenraum, wird die Tonlage tiefer.

Im Laufe der Pubertät wird der Kehlkopf beim männlichen Geschlecht größer und prägnanter[92], durch den Anstieg des männlichen Hormons Testosteron bedingt. Die Stimmbänder können nicht mehr eng zueinander gestellt werden, die Tonlage bleibt deshalb tiefer. Diese Veränderungsphase wird auch als **Stimmbruch** bezeichnet.

Beim **Husten** wird zuerst der Kehldeckel geschlossen, die Stimmbänder ziehen sich zusammen, die Brustmuskeln spannen sich. Durch den aufgebauten Druck in der Lunge wird der Kehldeckel durch die stoßartige Ausatmung „gesprengt" Der Fremdkörper oder das Sekret wird herausgeschleudert. Husten ist ein Schutzreflex, welcher vor dem Erstickungstod schützt.

An den Kehlkopf schließt die **Luftröhre** an, sie verbindet den Kehlkopf mit den **Bronchien**. An der Rückseite hat die Luftröhre Kontakt mit der Speiseröhre. Wird ein zu großer Fremdkörper verschluckt und bleibt stecken, führt dies zu akuter Atemnot bis hin zum Erstickungstod.

Die Luftröhre ist beim erwachsenen Menschen circa 10 – 12 Zentimeter lang und teilt sich in Höhe des 4. – 5. Brustwirbels in den linken und rechten Hauptbronchus. Der rechte Hauptbronchus teilt sich in drei Lappenbronchien, der linke Hauptbronchus teilt sich in zwei Lappenbronchien. Diese verzweigen sich in immer kleinere Einheiten, diese Struktur wird auch als

---

89 Das Ansaugen von Flüssigkeit, körpereigener Flüssigkeit, Fremdkörpern oder Nahrungsbrei in die unteren Atemwege wird auch als Aspiration bezeichnet. Lat. *„aspirare"* = ansaugen , *„spirare"* = atmen.

90 Lat. *„articualare"* = gliedern, deutlich sprechen.

91 Die Stimmbänder können im Bezug auf Tonbildung speziell trainiert werden, dies ist wichtig für sprechende Berufe (z. B. Moderatoren oder Lehrer) oder Sänger. Die Stimmbänder werden dabei unter Zuhilfenahme der richtigen Atemtechnik besonders schonend belastet.

92 Die sichtbare Vergrößerung des Kehlkopfes wird umgangssprachlich auch als Adamsapfel bezeichnet. Die Bezeichnung entspringt einer biblischen Erzählung. Adam aß von der verbotenen Frucht vom Baum der Erkenntnis, dem symbolischen Apfel. Dieser ist ihm im Hals stecken geblieben, von da an sind alle Männer durch dieses Mal gekennzeichnet.

Bronchialbaum[93] bezeichnet. Er endet in den **Lungenbläschen,** hier findet der gesamte Gasaustausch statt. Der Übergang von den Bronchien in das Lungengewebe wird als **Lungenpforte** bezeichnet.

Die Gesamtheit der Lungenbläschen wird als **Lungengewebe** bezeichnet. Die Lunge teilt sich, wie der Bronchialbaum, in die linke Lungenhälfte mit zwei Lungenlappen und die rechte Lungenhälfte mit drei Lungenlappen. Die linke Lungenhälfte ist deshalb kleiner, weil das Herz einen Teil des Platzes einnimmt. Die Lunge wird von Lungenarterien und Lungenvenen sowie Lymphgefäßen und Nerven versorgt. Der gesamte Brustkorb ist von beiden Lungenhälften ausgefüllt, welche am unteren Ende am **Zwerchfell** aufliegen.

Das Zwerchfell ist ein Muskel, welcher unwillkürlich gesteuert wird und für die Atmung besonders wichtig ist. Es teilt den Brust- vom Bauchraum.

Die **Atmung** wird über das verlängerte Rückenmark[94] gesteuert, das Atemzentrum gibt den Impuls rascher oder langsamer zu atmen, je nach Anstrengung oder Ruhe.

Beim Einatmen erweitert sich der Brustkorb und das Zwerchfell zieht sich zusammen, es entsteht ein Unterdruck in der Lunge. Durch diesen entstandenen Sog gelangt die Luft zu den Lungenbläschen. Über das feine Gefäßnetz der Lungenbläschen wird der Sauerstoff aus der Lunge aufgenommen und auf die roten Blutkörperchen übertragen. Dieser Abschnitt der Atmung wird auch als **äußere Atmung** bezeichnet.

Von hier wird der Sauerstoff über den Blutkreislauf zu den Zellen transportiert. Dieser Abschnitt wird auch als **Atemgastransport** bezeichnet.

Zuletzt wird der Sauerstoff an die Zellen abgegeben, der Ort des Verbrauches ist damit erreicht. Dieser Abschnitt wird auch als **innere Atmung** bezeichnet.

Im Gegenzug wird Kohlendioxyd abgegeben und zu den Lungenbläschen rücktransportiert, wo es dann ausgeatmet wird. Beim Ausatmen erschlafft das Zwerchfell und der Brustkorb kehrt wieder in die ursprüngliche Form zurück.

Während des gesamten Atemvorganges sorgt das **Brustfell** dafür, dass die Lunge nicht an den Rippen reibt. Das Brustfell besteht aus zwei Blättern.

---

93 Der Bronchialbaum ähnelt optisch einem Baum, welcher auf den Kopf gestellt wurde, dabei ist die Luftröhre der Stamm (siehe Bild).
94 Das verlängerte Rückenmark liegt zwischen Gehirn und Rückenmark.

Das innere Blatt des Brustfells wird als **Lungenfell** bezeichnet, es umschließt unmittelbar das Lungengewebe. Bei der Lungenpforte legt sich das Lungenfell um und bildet ein äußeres Blatt, welches als **Rippenfell** bezeichnet wird. Dieses ist an der Innenwand des Brustkorbes und am Zwerchfell befestigt. Dazwischen liegt ein Spalt mit wenig seröser[95] Flüssigkeit, welcher ein Aneinanderreiben der beiden Felle verhindert. In dieser luftdichten Spalte herrscht ein Unterdruck. Beim Atmen bewegen sich die beiden Blätter gegeneinander und verhindern so eine Reibung. Die gesunde Atmung erfolgt schmerzfrei und unwillkürlich.

5.1. Erkrankungen des Atmungssystems

5.1.1. Schnupfen

Der Schnupfen ist im Regelfall ein harmloser Infekt, welcher durch Viren ausgelöst wird. Durch Husten, Niesen und Sprechen werden feinste Tröpfchen, oft mit freiem Auge nicht sichtbar, in die Luft geschleudert. Diese Tröpfchen werden vom Gegenüber eingeatmet, nach 1 – 3 Tagen bricht der Schnupfen aus. Die Form der Übertragung wird auch als **Tröpfcheninfektion** bezeichnet. Generell ist aber anzumerken, dass die Viren auch durch eine **Schmier- oder Kontaktinfektion** übertragen werden können. Wenn sich der infizierte Mensch in ein Taschentuch schnäuzt oder sich die Hand beim Husten vorhält und anschließend jemandem die Hand schüttelt oder eine Türschnalle betätigt, werden die Viren auf Menschen oder Gegenstände übertragen. Die Übertragung kann durch Waschen der Hände teilweise unterbunden werden.

Die klassischen Symptome sind:

- Juckreiz der Nasenschleimhaut,
- brennender Schmerz im Bereich der Nasenschleimhaut,
- Niesreiz und Niesen,
- Beeinträchtigung der Nasenatmung.

Die Nasenatmung ist entweder durch das Anschwellen der Nasenschleimhaut

---

95 Seröse Flüssigkeit ist klar und eiweißhältig. Flüssige Bestandteile des Blutes werden zwischen Lungen- und Rippenfell abgeschieden und bilden die sogenannte seröse Flüssigkeit.

(= **Stockschnupfen**) oder durch die vermehrte Absonderung von Sekret (= **Fließschnupfen**) beeinträchtigt. Werden schleimhautabschwellende Nasentropfen oder -sprays verwendet, sollten diese nicht länger als 5 Tage angewendet werden. Nach längerem Gebrauch gewöhnt sich die Nasenschleimhaut an den Wirkstoff, sie schwillt immer mehr an[96].

Der Schnupfen heilt bei einem intakten Immunsystem nach circa 7 Tagen ab. Da derzeit in etwa 200 unterschiedliche Virentypen als Schnupfenerreger erfasst sind, ist es nicht möglich, Impfstoffe zu entwickeln.

5.1.2. Grippaler Infekt

Im allgemeinen Sprachgebrauch wird ein grippaler Infekt auch als **Verkühlung** oder **Erkältung**[97] bezeichnet. Der Auslöser ist, wie beim Schnupfen, eine Tröpfcheninfektion mit Viren, bakterielle Infekte können sich leicht dazugesellen.

Die klassischen Symptome sind:

- Schnupfen,
- Beschwerden im Bereich der Nasennebenhöhlen,
- Halsschmerzen,
- Schmerzen beim Schlucken,
- evtl. Entzündung der Bronchien mit Husten,
- evtl. vermehrte Schleimproduktion mit Auswurf,
- evtl. Fieber.

Meist ist eine symptomatische Behandlung nach ärztlicher Anordnung ausreichend. Im Einzelfall, wenn sich eine bakterielle Infektion dazugesellt, werden auch Antibiotika verordnet.

5.1.3. Kehlkopfentzündung

Die **akute Kehlkopfentzündung** wird zu einem Großteil durch Viren mittels Tröpfchen- und Schmierinfektion ausgelöst. Aber auch langes und/oder lautes Sprechen oder Singen in sehr trockenen und/oder verrauchten

---

96 Dieses Krankheitsbild wird auch als Privinismus bezeichnet, weil die ersten Nasentropfen, bei denen man diese Nebenwirkung beobachtete, den Namen „Privin" trugen.

97 Durch Kälte alleine kann der grippale Infekt nicht ausgelöst werden. Der umgangssprachliche Ausdruck „Erkältung" kommt daher, dass das erste Symptom meist ein Kälteschauer über den Rücken oder Körper ist.

bzw. schlecht gelüfteten Räumen wird oftmals als Ursache beschrieben. Zusätzlich können sich bakterielle Infekte aufpfropfen.

Die häufigsten Symptome sind:

- starke Heiserkeit,
- Stimmlosigkeit,
- starke Schmerzen im Kehlkopfbereich,
- Schmerzen beim Schlucken,
- Fieber, das mitunter sehr hoch sein kann.

Die Therapie erfolgt nach ärztlicher Anordnung. Meist begleiten feuchte Inhalationen mit physiologischer Kochsalzlösung, Sprech- und Singverbot sowie der vernünftige Umgang mit dem Rauchen (im Idealfall der Verzicht) die ärztliche Therapie.

Die akute Kehlkopfentzündung kann bei mangelhafter medizinischer Abklärung nach circa drei Wochen in eine **chronische Kehlkopfentzündung** übergehen. Die Behandlung gestaltet sich dann schwieriger, Dauerschäden können die Folge sein (z. B. bleibende Heiserkeit in unterschiedlichem Ausmaß oder das bleibende Unvermögen zu singen). Diese Folgen können für Personen mit sprechenden Berufen oder Sängern das Ende der Karriere bedeuten.
Prinzipiell werden Erkrankungen im Bereich von Nase, Hals und Kehlkopf vom Facharzt für Hals-Nasen-Ohrenerkrankungen[98] (HNO-Arzt) behandelt.

5.1.4. Akute Bronchitis

Bei der akuten Bronchitis entzündet sich die Schleimhaut in den Bronchien. Zumeist sind Viren, fallweise aber auch Bakterien die Verursacher.

Die häufigsten Symptome sind:

- Husten,
- Auswurf von zähem Sekret,
- oft Schmerzen beim Husten,
- vermehrte Schleimproduktion.

---

98   Der Facharzt für HNO beschäftigt sich mit Erkrankungen, Verletzungen, Fehlbildungen und Funktionsstörungen der Ohren, oberen Luftwege, Mundhöhle, Rachen, Kehlkopf und der Speiseröhre.

In vielen Fällen wird die akute Bronchitis von einem grippalen Infekt beglei-tet. Diese Kombination ist auch der häufigste Anlass für einen Arztbesuch in Österreich.

Nach ärztlicher Abklärung und Therapie heilt die akute Bronchitis nach circa zwei Wochen vollständig aus.

Befeuchtung der Atemluft, Verzicht auf Rauchen und viel Trinken unter-stützen die ärztlich angeordnete Therapie.

5.1.5. Chronische Bronchitis

Laut WHO[99] spricht man dann von einer chronischen Bronchitis, wenn der Husten und Auswurf an den meisten Tagen während mindestens drei Monaten in zwei aufeinanderfolgenden Jahren besteht.

Die Hauptursache ist jahrelanges, starkes Rauchen, die Selbstreinigungs-funktion der Lunge ist nicht mehr ausreichend gegeben, d. h. aufgrund der chronischen Schleimhautreizung kann der anfallende Schleim nicht mehr ausreichend abgehustet werden. Eingeatmete Krankheitserreger können dadurch lange genug in den Bronchien verbleiben um eine Infektion aus-zulösen, der angesammelte Schleim ist dafür ein guter Nährboden.

Dauerhafte Feinstaubbelastung oder Luftverschmutzung sind ebenfalls eine wesentliche Ursache.

Die exakte medizinische Abklärung und genaue Einhaltung der angeord-neten Therapie sind wesentliche Maßnahmen.

5.1.6. COPD (= chronic obstructive pulmonary disease)

Die COPD wird umgangssprachlich auch als **Raucherlunge** bezeichnet. Es handelt sich dabei um eine Gruppe von Erkrankungen, welche mit

- Husten und vermehrtem Auswurf,
- Krankheiten der Lunge und
- Atemnot bei Belastung einhergehen.

Im Rahmen der COPD treten chronische Formen der Bronchitis auf, welche mit einer Verengung der Bronchien einhergehen. Typisch für die COPD ist, dass die dabei entstehende Atemnot bereits bei geringen Belastungen (wie

---

99   WHO = World Health Organisation = Weltgesundheitsorganisation Die WHO wurde am 7. April 1948 gegründet, sie umfasst derzeit 193 Mitgliedsstaaten und hat ihren Sitz in Genf. Die Hauptaufgaben sind die Lösung von Problemen des internationalen öffentlichen Gesundheitswesens.

Stiegen steigen oder spazieren gehen) eintritt. Der Patient beginnt zu keu-
chen, die Lippen verfärben sich bläulich und er unterbricht die Belastung,
damit er wieder ausreichend Sauerstoff aufnehmen kann.

Die Symptome werden oft auch als **"AHA"-Symptom** (**A**tmung, **H**usten und
Atemnot) bezeichnet.

Am Morgen ist der Husten meist ausgeprägter, auch in der kalten Jahreszeit
treten die Symptome verstärkter auf.

Der Endpunkt der Erkrankung ist die Überblähung der Lungenbläschen.
Durch die starke Verengung der Bronchien kann nicht mehr ausreichend
ausgeatmet werden, die Lungenbläschen blähen sich auf, der Gasaustausch
ist maßgeblich behindert. Letztendlich verstirbt die betroffene Person an
akutem Sauerstoffmangel.

Die penible Einhaltung der ärztlich angeordneten Therapie kann das
Krankheitsgeschehen verzögern bzw. die Lebensqualität verbessern, aber
nicht heilen. Die Behandlung erfolgt durch den Pulmologen. [100]

5.1.7. Lungenentzündung

Bei dieser Erkrankung handelt es sich um eine entzündliche Reaktion des
Lungengewebes, welche durch

- Viren, Bakterien, Pilze oder Parasiten[101],
- ätzende Reizstoffe wie giftige Dämpfe oder
- eingeatmete Fremdkörper wie Erbrochenes verursacht wird.

Die Hälfte aller auftretenden Lungenentzündungen jedoch werden durch
bestimmte Bakterienstämme ausgelöst, diese können für immunschwache
und ältere Menschen lebensgefährlich sein. Der Erreger wird durch eine
Tröpfcheninfektion übertragen. Auch Vorschäden des Lungengewebes,
Raucherlunge, Asthma bronchiale, begünstigen den Ausbruch der Erkrankung.

---

100 Latein *„pulmo"* = Lunge. Die Pulmologie beschäftigt sich mit der Prophylaxe, der
     Diagnosestellung und der konservativen (= Therapie ohne operativen Eingriff) The-
     rapie von Krankheiten der Lunge, Bronchien, Brustfell und Lungenfell. Operative
     Eingriffe werden der Lungenchirurgie zugeordnet, die Chemotherapie von bösarti-
     gen Lungengeschwulsten wird der Onkologie zugeordnet.
101 Viren, Bakterien, Pilze und Parasiten werden auch als **Mikroorganismen** bezeich-
     net. Es handelt sich dabei um mikroskopisch kleine Lebewesen, welche nicht mit
     freiem Auge sondern nur mit dem Mikroskop sichtbar sind.

Die häufigsten Symptome sind:

- allgemeines Krankheitsgefühl wie Müdigkeit, Mattigkeit und Abge-schlagenheit,
- Schüttelfrost und Fieber,
- Husten,
- schleimiger Auswurf, welcher gelblich bis grünlich sein kann,
- Schmerzen in der Brust beim Atmen und/oder Husten, da oft eine Rip-penfellentzündung begleitend auftritt,
- evtl. Blaufärbungen der Lippen und unterhalb der Fingernägel.

Die Lungenentzündung kann mittels Abhören der Lunge und Lungenröntgen gut diagnostiziert werden. Die ärztliche Therapie ist genau einzuhalten, bei Verschlechterung des Zustandes muss der Arzt nochmals kontaktiert werden.
Lungenentzündungen sind im Bereich der Altenpflege[102] eine häufige Todesursache. Grippeimpfungen und Pneumokokkenimpfungen[103] sind hier wesentliche vorbeugende Maßnahmen.

5.1.8. Asthma[104] bronchiale

Asthma bronchiale ist eine chronische[105] Entzündung der Atemwege welche von einer Überempfindlichkeit gegen bestimmte Stoffe oder Substanzen wie Pollen ausgelöst wird. Im Durchschnitt leiden circa 7% der EU-Be-völkerung an Asthma bronchiale, sie ist somit die häufigste chronische Erkrankung, mit steigender Tendenz.
Allergien und Luftverschmutzung, wie eine hohe Feinstaubbelastung, sind oft diskutierte Ursachen.
Die chronische Entzündung führt zumeist direkt nach Kontakt mit einem Allergen zu einer Verengung der Atemwege, der Sauerstoffaustausch wird dadurch blockiert und löst akute Atemnot aus. Durch die immer wieder-kehrenden Atemwegsverengungen produziert der Körper mehr Schleim,

---

102 Die Pneumonieprophylaxe kommt in diesem Bereich besonders zu tragen (siehe Hrsg. Jedelsky, Heimhilfe, Springer Verlag)
103 Pneumokokken: griechisch *„pneumo"* = Lunge und *„kokkos"* = Kern, Korn; kugel-förmige Bakterien, welche paarweise angeordnet, häufige Erreger der Lungenent-zündung sind.
104 Griechisch *„asthma"* = Atemnot
105 Griechisch *„chronos"* = die Zeit; chronisch steht für einen andauernden Vorgang oder einen bleibenden Zustand, welcher Schwankungen im Verlauf unterliegt.

ebenso entstehen Schwellungen im Bereich der Bronchialschleimhaut. Dieser Umstand behindert die Atmung maßgeblich.

Die häufigsten Symptome sind:

- plötzliche, anfallsartige Luftnot,
- Blaufärbung der Lippen und unterhalb der Fingernägel,
- Angstattacke während der Atemnot (Gefühl des Erstickens),
- Atemgeräusche beim Ein- und/oder Ausatmen,
- krampfartiger Husten.

Beim akuten Asthma bronchiale-Anfall ist rasche ärztliche Hilfe notwendig bzw. haben erfahrene, betroffene Patienten eine Notfallsmedikation bei sich (Asthmaspray).

Eine exakte medizinische Diagnostik sowie eine umfassende Abklärung der auslösenden Faktoren (Allergieaustestungen) ist notwendig. Dies kann grundlegende Auswirkungen auf die weitere Lebensführung bis zur Aufgabe des Berufes haben (z. B. Mehlstauballergie bei einem Bäcker).

In diesem Zusammenhang soll aber ebenso erwähnt werden, dass es auch Formen des Asthma bronchiale gibt, welche keine Allergene als Auslöser haben. Hier steht eine allgemeine Reaktion des Immunsystems im Vordergrund.

5.1.8.1. Genereller Mechanismus der Allergieentstehung

Beim erstmaligen Kontakt mit einem Allergen kommt es zu keiner spürbaren Reaktion, obwohl das Immunsystem des betroffenen Menschen bereits auf Hochtouren arbeitet. Es kommt zu einer starken Bildung von Antikörpern, die Überempfindlichkeit wird programmiert. Dieser Vorgang wird als Sensibilisierung bezeichnet.
Ist der Mensch wiederholt oder sogar dauerhaft dem allergieauslösenden Stoff ausgesetzt, reagiert das Immunsystem mit einer massiven Ausschüttung von sensibilisierten Antikörpern, die allergische Reaktion nimmt ihren Lauf. Die Akutsymptomatik wird sichtbar. Allergische Reaktionen können mild verlaufen, vom geringfügigen flüchtigen Juckreiz bis hin zu lebensbedrohlichen Situationen wie starker Schleimhautschwellung in den Atemwegen und daraus resultierendem Erstickungsanfall.
Die Empfindlichkeit nimmt bei jedem weiteren Kontakt mit dem Allergen zu, viele betroffene Personen reagieren im Laufe der Zeit auf eine immer größere Anzahl von Substanzen allergisch.

65

Allergietests, Versorgung mit Notfallmedikamenten, Vermeidung der Allergene und Hyposensibilisierung[106] sind wesentliche Therapieansätze.

5.1.9. Kehlkopfkrebs

Die Vermehrung von bösartigen Zellen im Kehlkopfbereich wird als Kehlkopfkrebs bezeichnet. Statistisch gesehen sind Männer deutlich häufiger betroffen als Frauen, der Schlüssel beträgt 4:1. Die häufigsten Ursachen sind Rauchen und übermäßiger Alkoholkonsum, im Speziellen harte Getränke wie Schnaps, Whiskey oder Wodka.

Die häufigsten Symptome sind:

- Heiserkeit, länger als 3 Wochen andauernd,
- Räusperzwang,
- Fremdkörpergefühl,
- zunehmende Schluckbeschwerden,
- trockener Reizhusten,
- Schmerzen, die ins Ohr ausstrahlen,
- blutiger Auswurf,
- Atemnot.

Die rasche medizinische Abklärung ist besonders wichtig, um die Therapie so schonend als möglich gestalten zu können. Chemotherapie, Strahlentherapie und evtl. die operative Entfernung des Kehlkopfes sind wesentliche Therapiemaßnahmen.
Nach der Kehlkopfentfernung ist das Sprechen und Atmen nur mehr über eine Kanüle, welche in die Luftröhre eingelegt ist, möglich. Die Kanüle wird in Höhe des Kehlkopfes eingeleitet.
Die pflegerische Versorgung wird nach einer dementsprechenden Einschulung vom Patienten selbst, seinen Angehörigen oder dem betreuenden diplomierten Gesundheits- und Krankenpflegepersonal übernommen.

---

106 Bei der Hyposensibilisierung werden in geringen Mengen allergieauslösende Reize gesetzt, die überschießende Reaktion des Immunsystems auf ein Allergen wird dadurch langsam reduziert. Der unbekannte Reiz wird zu einem bekannten Reiz. griechisch *„hypo"* = unter.

5.1.10. Lungenkrebs

Die Vermehrung von bösartigen Zellen im Lungengewebe und/oder im Bronchialbereich wird allgemein als Lungenkrebs bezeichnet. Statistisch gesehen sind 85% der betroffenen Patienten Raucher bzw. Passivraucher. Lungenkrebs ist eine der häufigsten Krebserkrankungen weltweit und führt aufgrund seines raschen Wachstums und seiner spät auftretenden Symptome häufiger zum Tod als andere Krebsformen.

Die häufigsten Symptome sind:

- chronischer Husten,
- bräunliches bis rötliches Sputum,
- Atemnot,
- Rückenschmerzen.

Chemotherapie, Strahlentherapie und Operationen sind die therapeutischen Mittel der Wahl. Statistisch betrachtet können nur ca. 30% der betroffenen Patienten operiert werden, bei den verbleibenden 70% ist im Regelfall das Tumorwachstum schon zu weit fortgeschritten. Medizinisch ist es heute möglich, dass ca. ein Drittel der Lunge entfernt wird, die Lungenfunktion ist danach dementsprechend eingeschränkt.

TESTEN SIE IHR KNOW-HOW!

1. Beschreiben Sie den Weg der Luft von der Einatmung bis zur Ausatmung?
2. Was passiert im menschlichen Körper, wenn man sich verschluckt, wenn man niest und wenn man hustet?
3. Bei welchen Problemen im Atmungssystem ist ein Arzt zu verständigen?

6.   Magen-Darm-Trakt

Der Magen-Darm-Trakt ist ein durchgehendes Rohrsystem, welches in der Mundhöhle beginnt und beim After endet.

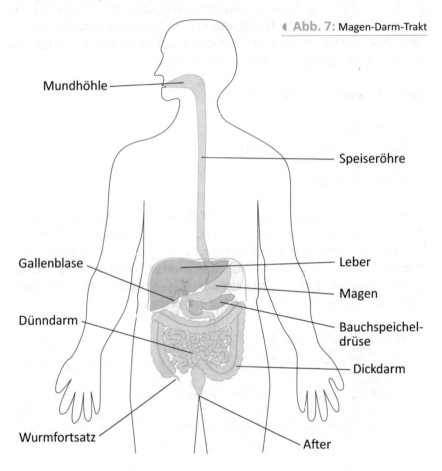

◀ **Abb. 7:** Magen-Darm-Trakt

Mundhöhle

Speiseröhre

Gallenblase

Leber

Magen

Dünndarm

Bauchspeichel-
drüse

Dickdarm

Wurmfortsatz

After

Nahrung und Flüssigkeit werden über die **Mundhöhle** aufgenommen, gekaut und eingespeichelt. In der Mundschleimhaut befinden sich drei große Speicheldrüsen:

- Ohrspeicheldrüse,
- Unterkieferdrüse,
- Unterzungendrüse.

Im Speichel, bestehend aus Wasser, Schleimstoffen und Salzen, befinden sich auch Enzyme, welche Kohlenhydrate teilweise spalten. Die Verdauung beginnt deshalb schon im Mund.

Die Aufgabe des Speichels ist, den Nahrungsbrei gleitfähig und somit schluckbereit zu machen. Im Durchschnitt produziert der Mensch ein bis zwei Liter Speichel in 24 Stunden. Die Speichelproduktion hängt vom Geschmacks- (z. B. Zitronensaft fördert den Speichelfluss) und Geruchserlebnis, den psychischen Reizen[107] (das Auge isst mit) und den Kaubewegungen bzw. Sprechbewegungen ab.

Der eigentliche Zerkleinerungsvorgang wird mit Hilfe der Kaumuskulatur von den **Zähnen** übernommen.

Das **Milchgebiss** besteht aus 20 Zähnen. Ab dem sechsten Lebensjahr werden die Milchzähne nach und nach durch das **Erwachsenengebiss**, welches aus 32 Zähnen besteht, ersetzt.

Es besteht aus:

- 8 Schneidezähnen zum Abbeißen,
- 4 Eckzähnen zum Zerreißen der Nahrung,
- 8 vorderen Backenzähnen und
- 12 hinteren Backenzähnen zum Zermalmen der Nahrung.

Die **Zahnkrone** ist der sichtbare Anteil des Zahnes, diese ist vom **Zahnschmelz** überzogen. Der Zahnschmelz ist die härteste Substanz im Körper und bildet eine besonders widerstandsfähige Schutzhülle um den Zahn. Wird diese zerstört, entsteht **Karies**[108]. Durch ungenügende Zahnpflege vermehren sich kariesverursachende Bakterien. Wird Karies nicht behandelt, kann es zu Zahnwurzelkaries führen. Die Entfernung des Zahnes ist oft unumgänglich.

Der in das Zahnfleisch eingebettete Teil des Zahnes wird als **Zahnhals** bezeichnet. Zur Verankerung des Zahnes im Kieferknochen dient die **Zahnwurzel,** diese ist von **Zahnzement** überzogen. Am unteren Ende der Zahnwurzel befindet sich der Wurzelkanal, dieser führt in das Innere des Zahnes, der **Zahnhöhle**. Hier erfolgt die Versorgung des Zahnes mit Blutgefäßen und Nervenfasern.

---

107   Das Sprichwort *„Mir läuft das Wasser im Mund zusammen"* ist in diesem Zusammenhang zu betrachten. Positive optische Reize verstärken den Speichelfluss, der Mensch bekommt einen Gusto.

108   Latein *„caries"*= Morschheit, Fäulnis

Die **Zunge** unterstützt beim Kauen, indem sie den Speisebrei gleichmäßig in der Mundhöhle weiterschiebt, mit dem Speichel vermengt und transportfähig macht. Zusätzlich erfolgt über die Zunge das Geschmackserlebnis, möglich durch die **Geschmacksknospen** auf der Zungenschleimhaut.

Der Mensch kann zwischen den Geschmacksrichtungen

- süß,
- sauer,
- bitter,
- salzig und
- umami[109] unterscheiden.

Die Zunge ist aber auch wesentlich am Sprechvorgang beteiligt.

Der **Rachenraum** ist nicht nur Luft- sondern auch Speiseweg, diese kreuzen sich im mittleren Rachenbereich. Beim **Schlucken** drückt die Zunge den Speisebrei nach hinten, der Kehldeckel schließt sich und der Weg in die Speiseröhre wird freigegeben. Ist der Schluckvorgang beendet, öffnet sich der Kehldeckel, es kann wieder geatmet werden. Atmet bzw. spricht der Mensch mit vollem Mund, kann Nahrung eingeatmet werden. Heftiger Hustenreiz ist die Folge. Im Volksmund wird dieser Vorgang als **Verschlucken**[110] bezeichnet.

Die **Speiseröhre** ist eine etwa 20 cm lange Verbindung zwischen Rachen und Magen. Hierbei handelt es sich um einen elastischen Muskelschlauch, welcher den Nahrungsbrei und Flüssigkeit in den Magen weiterbefördert. Der Transport des Speisebreies vom Mund bis zum Mageneingang dauert circa 5-6 Sekunden und erfolgt einerseits durch die Schwerkraft und andererseits durch die wellenförmige Bewegung der Muskulatur. Dieser Vorgang wird auch als **Peristaltik**[111] bezeichnet. Wird ein zu großer Bissen verschluckt, kann dieser in der Speiseröhre stecken bleiben und die Atmung behindern, da diese in unmittelbarer Nachbarschaft zur Luftröhre eingeengt wird.

---

109 Japanisch *„umami"* = fleischig, herzhaft; die Geschmacksrichtung „umami" findet in der Fertignahrungsmittelindustrie als „Glutamat" verstärkt Anwendung.

110 Das Sprichwort *„Es ist mir etwas in den falschen Hals geraten"* hat hier seinen Ursprung. In der Fachsprache wird dieser Vorgang als **Aspiration** bezeichnet (siehe Kapitel Atmungssystem).

111 Griechisch *„peri"* = herum, *„stellein"* = in Gang bringen; Peristaltik bezeichnet die Muskeltätigkeit von Hohlorgangen wie z. B. Magen, Darm, Harnblase.

Die Speiseröhre mündet im **Magen**. Damit kein Mageninhalt in die Speise-röhre zurückfließt, befindet sich am Mageneingang ein Schließmuskel.
Der Magen ist ein mit Schleimhaut ausgekleideter Muskelsack, welcher größtenteils im linken Oberbauch unter der linken Zwerchfellkuppe und dem linken Rippenbogen liegt. Die Magenmuskulatur erzeugt, wie die Speiseröhre, eine natürliche Wellenbewegung. Diese dient zur Vermengung des Mageninhaltes mit dem **Magensaft**, welcher von der Magenschleim-haut produziert wird, aber auch zum Weitertransport des durchmischten Speisebreies in den Dünndarm. Der Magen produziert in 24 Stunden 1 – 2 Liter Magensaft. Im nüchternen Zustand ist dieser sehr sauer, pH-Wert[112] 1 – 1,5, bei gefülltem Magen beträgt der pH-Wert 3 – 5.

Der Magensaft besteht aus:

- Enzymen zur Eiweißspaltung,
- Salzsäure,
- Magenschleim,
- Enzym zur Vitamin B12-Aufnahme und
- Mineralstoffen.

Die **Magenschleimhaut** besteht aus drei Zelltypen:

1. Die **Hauptzellen**, welche ein Enzym für die Eiweißspaltung produzie-ren.

2. Die **Belegzellen**, welche die Salzsäure als Infektionsschutz bilden. Sie produzieren aber auch ein Enzym[113], welches die Aufnahme des Vita-min B12 aus der Nahrung ermöglicht. Vitamin B12[114] wird nach der Aufnahme über die Blutbahn zur Leber weitertransportiert und wird für die Produktion von roten Blutkörperchen herangezogen. Fehlt die-ses Enzym, tritt eine spezielle Form der Anämie[115] auf.

---

112 Der ph-Wert ist ein Maß für die saure oder alkalische Reaktion einer wässrigen Lösung. Die Skala erstreckt sich von 0 – 14, wobei 0 für sehr sauer, 7 für neutral und 14 für basisch steht.
113 Enzyme sind Eiweißstoffe, welche wichtige Funktionen im Stoffwechsel steuern.
114 Vitamin B12 kommt vorwiegend in tierischen Lebensmitteln vor, Leber bzw. Inne-reien sind besonders reich an Vitamin B12.
115 Diese Form der Anämie wird als perniziöse Anämie bezeichnet (perniziös = schäd-lich, verderbend). Nach einer operativen Entfernung des Magens muss das Vitamin B12 regelmäßig mittels einer Injektion zugeführt werden.

3. Die **Nebenzellen**, bilden einen schwach sauren, nahezu neutralen Schleim, dieser dient als Schutz vor der aggressiven Salzsäure.

Die Magenschleimhaut produziert auch das Hormon[116] Gastrin, welches die Magenperistaltik fördert und die Belegzellen zur Salzsäureproduktion anregt.
Zusätzlich regen Reize wie Optik und Geruch die Produktion des Magensaftes an. Der Anblick und der Geruch einer appetitlich angerichteten Speise führen zusätzlich zu einer vermehrten Speichelbildung im Mund.

Da der Magen ein Hohlorgan ist, kann er circa 1,5 Liter fassen. Ist der Magen überdehnt, durch zu hastiges Essen von großen Portionen, kann es zu einer Reizung des Zwerchfelles kommen, **Schluckauf** ist die Folge.
Das große Fassungsvermögen ermöglicht es, dass der Mensch mit drei größeren Mahlzeiten bzw. fünf kleineren Mahlzeiten gut durch den Tag kommt. Fettreiche Kost wie Paniertes oder Mayonnaise verbleiben 5 – 8 Stunden, kohlenhydratreiche Kost wie Nudeln oder Biskuit verbleiben 1 – 2 Stunden im Magen.
Der sogenannte Pförtner verschließt den Magenausgang und öffnet sich immer wieder, um den Speisebrei portionsweise an den Dünndarm abzugeben.

An den Magen schließt der **Dünndarm** an. Er ist circa drei bis sechs Meter lang und 2,5 – 3 cm breit. Durch die wellenförmige Bewegung der Dünndarmmuskulatur wird der Speisebrei gut durchmischt und durch die einzelnen Abschnitte des Dünndarms transportiert.

Der Dünndarm wird in drei Abschnitte eingeteilt:

1. Zwölffingerdarm,
2. Leerdarm,
3. Krummdarm.

---

116 Ernst Starling etablierte 1905 den Begriff *„Hormon"*. Hormone sind körpereigene Stoffe, welche von Drüsen direkt in die Blutbahn abgegeben werden um in anderen Organen eine spezielle Wirkung zu erzielen.

In den **Zwölffingerdarm**[117] mündet sowohl der Gallen- als auch der Bauchspeicheldrüsengang. Der Saft der Gallenblase emulgiert[118] das Fett im Speisebrei in kleinste Tröpfchen und macht es dadurch leichter verdaulich. Der Saft der Bauchspeicheldrüse neutralisiert den sauren Speisebrei und spaltet die Nährstoffe in kleinste Einheiten, welche dann über die Dünndarmschleimhaut in den Blutkreislauf aufgenommen werden können.

Leerdarm[119] und **Krummdarm**[120] sind für die Aufnahme von Nährstoffen zuständig.
Die Innenseite des gesamten Dünndarms ist mit Schleimhaut ausgekleidet, welche in vielen Falten gelegt ist. Auf den Falten befindet sich eine Vielzahl von Darmzotten, hierbei handelt es sich um fingerförmige Auswüchse der Darmschleimhaut welche die Oberfläche deutlich vergrößern. Würde man diese Falten und Zotten ausklappen, ergäbe sie die Größe von 10 x 20 Metern, also 200 Quadratmeter. Diese Oberflächenvergrößerung ermöglicht eine verstärkte Aufnahme der Nährstoffe aus dem Nahrungsbrei. Die Faltenbildung nimmt dann im Krummdarm ab.

Der Dünndarm mündet in den 1,5 – 2 Meter langen **Dickdarm**. Zu Beginn des Dickdarms findet man einen blind in die Bauchhöhle ragenden Fortsatz von etwa 6 – 8 cm Länge, welcher als **Wurmfortsatz** bezeichnet wird. Aufgrund seines Aussehens wird der Wurmfortsatz im Volksmund fälschlicherweise als **Blinddarm** bezeichnet.
Der Dickdarm ist wie ein umgekehrtes U in der Bauchhöhle gelagert und besteht aus einem aufsteigenden, einem querliegenden und einem absteigenden Anteil. Die Hauptaufgabe des Dickdarms ist die Aufnahme von Wasser und Salzen aus dem Speisebrei, der Darminhalt wird dadurch eingedickt. Im Dickdarm findet keine nennenswerte Verdauung mehr statt, Gärung (aus Kohlenhydraten) und Fäulnis (aus Eiweiß) stehen im Vordergrund.

In weiterer Folge tritt der Dickdarm s-förmig nach hinten in das kleine Becken ein und mündet in den **Mastdarm.** Hier wird der Stuhl gesammelt und 1 – 2x pro Tag, bzw. alle 2 – 3 Tage, je nach aufgenommener Nahrung und Flüssigkeit, ausgeschieden.

---

117 Der Zwölffingerdarm ist c-förmig angelegt und zwölf Finger breit, dieser Umstand führte zu dieser Bezeichnung.
118 Emulsion: Das Fett verteilt sich in feinsten Tröpfchen in einer wässrigen Lösung.
119 Der Leerdarm ist nach dem Tod zumeist leer ist, aus diesen Umstand ergibt sich die Bezeichnung.
120 Die Bezeichnung „Krummdarm" wurde aufgrund seiner optischen Erscheinung gewählt.

Der **Anus** ist die Austrittsöffnung des Darmes. Die Schließmuskeln und die dazugehörigen Nervenenden sowie die **Bauchpresse** sorgen dafür, dass der Stuhl kontrolliert abgesetzt werden kann. Dabei wird eingeatmet, die Bauchmuskulatur angespannt und nach unten gepresst. Der Kehlkopf schließt die Bauchpresse nach oben hin ab, wobei nach einer Kehlkopfentfernung die Bauchpresse nicht mehr ausreichend eingesetzt werden kann.

Der **Stuhl** besteht zu 70 – 75% aus unverdauten Nahrungsresten, Wasser, abgestoßenen Darmzellen, Fäulnisbakterien und Schleim.

An der Verdauung sind aber auch die **Leber** und die **Bauchspeicheldrüse** beteiligt.

Die **Leber**, mit 1 – 1,5 kg die größte Drüse des menschlichen Körpers, produziert Gallensaft und gibt diesen in den Zwölffingerdarm ab. Sie liegt im rechten Oberbauch und ist reich durchblutet, pro Minuten fließen circa zwei Liter Blut durch. Der rechte Rippenbogen schützt die Leber vor Verletzungen durch Stoß- und Druckeinwirkung.

Die Leber nimmt über die Pfortader nährstoffreiches Blut auf und verarbeitet dieses.

Die Leber ist verantwortlich für:

- die Aufrechterhaltung des Blutzuckerspiegels,
- die Bildung von Fettsäuren aus Kohlenhydraten,
- die Bildung von Blutgerinnungsfaktoren,
- die Bildung von Bluteiweißen,
- die Bildung von Gallensaft,
- den Abbau des roten Blutfarbstoffes,
- die Entgiftung – so werden eine Vielzahl von Medikamenten über die Pfortader zur Leber transportiert und dort abgebaut.

Da die Leber ein zentrales Stoffwechselorgan ist, kommt es bei schweren Leberfunktionsstörungen zu Beeinträchtigungen im Eiweiß-, Kohlenhydrat- und Fettstoffwechsel sowie zu massiven Störungen im Bereich der Entgiftung.

Der in der Leber produzierte Gallensaft fließt in die **Gallenblase** unterhalb der Leber. Sie dickt den **Gallensaft** ein und dient als Speicher. Gelangt fetthaltiger Speisebrei in den Zwölffingerdarm, bewirkt ein dadurch gesetzter

Reiz, dass sich die Gallenblase zusammenzieht und so der Gallensaft in den Dünndarm gelangt. Die Fette werden durch die darin vorkommende **Gallensäure** wasserlöslich und können in die Blutbahn aufgenommen werden. Der Gallensaft enthält abgebauten roten Blutfarbstoff[121] und gibt dadurch dem Stuhl die typische braune Farbe.

Die **Bauchspeicheldrüse** liegt im mittleren Oberbauch hinter dem Magen und ist circa 15 cm lang.

Sie produziert:

* 1,5 – 2 Liter Bauchspeicheldrüsensaft in 24 Stunden,
* Verdauungsenzyme für die Eiweiß-, Fett- und Kohlenhydrataufspaltung,
* Insulin (blutzuckersenkend) und Glukagon (blutzuckersteigernd)[122].

Damit sich die Bauchspeicheldrüse nicht selbst verdaut, werden nur inaktive Vorstufen der Verdauungsenzyme gebildet und in den Zwölffingerdarm abgegeben. Diese werden direkt im Dünndarm aktiviert und können dann Eiweiß, Fette und Kohlenhydrate aufspalten.
In der Bauchspeicheldrüse werden auch die beiden Hormone Insulin und Glukagon gebildet, über diese erfolgt die Regulation des Blutzuckers. **Insulin senkt den Blutzuckerspiegel,** indem es die Aufnahme von Glukose (= Traubenzucker) in die Zelle und den Aufbau von Glykogen (= Leberstärke) fördert.
Glukagon hebt den Blutzuckerspiegel, indem es die Aufnahme von Glukose in die Zelle und den Aufbau von Glykogen hemmt. Insulin und Glukagon sind also Gegenspieler.

Der Bauchraum wird vom **Bauchfell** ausgekleidet. Es besteht, wie das Brustfell, aus zwei Blättern. Zwischen den beiden Blättern ist seröse Flüssigkeit, welche die schmerzfreie Verschieblichkeit der Organe ermöglicht.

---

121 Der abgebaute rote Blutfarbstoff ist gelb und wird in der Fachsprache auch als **Bilirubin** (lat. „*bilis*" = Galle, „*ruber*" = rot) bezeichnet.
122 Insulin und Glukagon sind Hormone (siehe Kapitel „Hormone"). Altgr. Hormon „*horman*" = antreiben, erregen

6.1. Erkrankungen des Magen-Darm-Traktes

6.1.1. Sodbrennen

Magensäure gelangt aus dem Magen in die Speiseröhre und erzeugt besonders im Liegen einen brennenden, stechenden Schmerz vom Magen bis zum Hals. Unangenehmer Geschmack im Mund, auch ein säuerlicher Mundgeruch sind die Folgen.

Die häufigsten Ursachen sind:

* zu hohe Magensäureproduktion bedingt durch:
* zu hoher Konsum an Säurelockern wie Kaffee, Alkohol, scharfe Gewürze und Zucker,
* unzureichende Schließkraft des Muskels am Mageneingang,
* zu hoher Druck im Magen bei zu großen Portionsgrößen,
* ein Zwerchfellbruch[123].

Diese Beschwerden treten speziell nach der Einnahme von Mahlzeiten oder beim Liegen auf. Da auch immer wieder ein stechender Schmerz unterhalb des Brustbeines beschrieben wird, ist ärztlich abzuklären, ob Sodbrennen oder eine mögliche Herz-Kreislauferkrankung dahintersteckt.
Sodbrennen sollte nicht bagatellisiert werden, da nach langjähriger Erkrankung durch die ständige Reizung[124] der Speiseröhre gerade in diesem Bereich Geschwüre oder Krebs entstehen können.

Eine Umstellung der Ernährungsgewohnheiten wie

* die Einnahme kleiner Mahlzeiten
* die Einnahme von zuckerreduzierten Speisen
* die starke Reduktion von Kaffee, Alkohol, Nikotin und scharfer Gewürze
* eine aufrechte Position nach dem Essen, wie für 20 Minuten sitzen, bringt rasche Besserung.

---

123 Beim Zwerchfellbruch entsteht ein „Loch" im Zwerchfell an jener Stelle, wo die Speiseröhre durch das Zwerchfell durchtritt. Durch dieses Loch wird ein Teil des Magens hochgezogen, es entsteht ein Zug auf den Schließmuskel des Mageneinganges und der Verschluss des Magens ist nicht mehr vollständig gewährleistet.
124 Im Rahmen von Spiegelungen der Speiseröhre werden Verätzungen der Schleimhaut deutlich sichtbar.

Eine Reihe von Medikamenten wird angeboten, welche die Magensäure neutralisieren bzw. die Magensäurebildung reduzieren. Die Einnahme dieser Medikamente erfordert die Rücksprache mit einem Arzt.
Notfalls ist die operative Behebung des Zwerchfellbruchs erforderlich.

6.1.2. Erbrechen

Beim Erbrechen kehrt sich die Richtung der Peristaltik um, der Mageninhalt wird über den Mund herausgewürgt. Dieser Vorgang wird über das Gehirn gesteuert und als Reflex[125] gewertet.

Die häufigsten Ursachen für Erbrechen sind:

- verunreinigte bzw. verdorbene Nahrungsmittel,
- Nahrungsmittelunverträglichkeit,
- Anblick von ekelerregenden Dingen, Geruch oder Geschmack,
- sehr große Nahrungsmengen, in kurzer Zeit aufgenommen, wie bei einem Wettessen,
- übermäßiger Alkoholkonsum,
- Drogenkonsum,
- Medikamentenunverträglichkeit,
- Erkrankungen des Magen-Darm-Traktes,
- hormonelle Schwankungen wie zu Beginn einer Schwangerschaft,
- psychischer Stress[126],
- psychische Erkrankungen wie die Ess-Brech- oder Magersucht,
- Gehirnerschütterung, ausgelöst nach einem Sturz,
- erhöhter Hirndruck[127].

Eine besondere Gefahr beim Erbrechen ist das Abfließen von Erbrochenem in die Atemwege, dies kann bis zum Erstickungstod führen[128]. Aber auch der massive Flüssigkeits- bzw. Verlust von Salzen kann zu Kreislaufproblemen bis hin zur Austrocknung des Körpers führen. Säuglinge, Kleinkinder und alte Menschen sind dabei besonders gefährdet. Der rasche Flüssigkeitsersatz ist lebensnotwendig.

---

125 Ein Reflex ist eine unwillkürliche, rasche Reaktion des menschlichen Körpers auf einen bestimmten Reiz und dient dem Schutz des Körpers, wie Schutz vor Vergiftung nach übermäßigem Alkoholkonsum.
126 Der Volksmund beschreibt das Sprichwort *„Ich könnte vor Aufregung erbrechen"*.
127 Bei erhöhtem Hirndruck wird das Brechzentrum massiv gereizt, das Erbrechen erfolgt plötzlich im Guss, im Schwall.
128 Siehe Kapitel Erste Hilfe aus Hrsg.: Jedelsky, Heimhilfe, Springer Verlag

Anhaltendes Erbrechen erfordert deshalb eine rasche ärztliche Abklärung und Behandlung.

6.1.3.   Magenschleimhautentzündung

Die Magenschleimhautentzündung, oder auch **Gastritis**[129] genannt, kann Teile der Magenschleimhaut aber auch die gesamte Magenschleimhaut betreffen. Prinzipiell kann zwischen einer akuten Magenschleimhautentzündung, welche über einen kurzen Zeitraum auftritt und rasch wieder abheilt, und einer chronischen Magenschleimhautentzündung, welche über Jahre bestehen kann, unterschieden werden.

Die häufigsten Ursachen für eine **akute Magenschleimhautentzündung** sind:

* Nebenwirkung bei vorübergehender Medikamenteneinnahme,
* kurzfristiger hoher Alkoholkonsum,
* kurzfristige Stresssituationen,
* Säurelocker wie Kaffee.

Es treten plötzliche heftige Schmerzen im Oberbauch auf, die in unmittelbarem zeitlichen Zusammenhang mit dem Verursacher stehen. Appetitlosigkeit, häufiges Aufstoßen, Übelkeit und Erbrechen treten begleitend auf. Nach dem Essen bessert sich der Zustand, die Schmerzen setzen jedoch bald wieder ein. Der Zustand bessert sich sehr rasch, wenn der verursachende Auslöser vermieden wird. Die Einnahme von ärztlich verordneten Medikamenten unterstützt bzw. beschleunigt diesen Prozess.

Die häufigsten Ursachen für eine **chronische Magenschleimhautentzündung** sind:

* Bakterien[130],
* ungesunder Lebensstil wie übermäßiger Konsum von Säurelockern in Form von Alkohol, Kaffee und Nikotin,
* hastiges Essen und ungenügendes Kauen,
* länger andauernder Stress.

---

129   Griechisch *„gaster"* = Magen; Griechisch *„-itis"* = Entzündung
130   Das Bakterium Helicobacter pylori wurde erst 1982 entdeckt und ist der Hauptauslöser für Magen- und Dünndarmgeschwüre. Die Australier John Robin Warren und Barry Marshall erhielten dafür 2005 den Nobelpreis für Medizin.

In vielen Fällen verläuft sie anfangs symptomlos, die Diagnosestellung erfolgt daher des Öfteren eher zufällig.

Uncharakteristische Symptome wie

- Völlegefühl,
- Übelkeit, Appetitlosigkeit,
- Abneigung gegen bestimmte Speisen oder Nahrungsmittel,
- Blähungen und Durchfall,

könnten auch anderen Krankheiten zugeschrieben werden.

Bei geringstem Verdacht sollte eine ärztliche Abklärung stattfinden damit eine dementsprechende Behandlung begonnen werden kann.

Unbehandelt kann es sonst zu

- Entstehung von Magengeschwüren,
- Magenblutungen und
- Entstehung von Magenkrebs kommen.

6.1.4. Magengeschwür

Das Magengeschwür wird durch das Ungleichgewicht von magenschleimhautschützenden Faktoren, dem Magenschleim, und magenschleimhautschädigenden Faktoren, der Salzsäure, ausgelöst. Die schädigenden Faktoren erzeugen einen Defekt in der Magenschleimhaut, ein Geschwür entwickelt sich.

Die häufigsten Ursachen sind:

- lange andauernde Magenschleimhautentzündungen,
- Bakterien,
- regelmäßige Konsumation von Säurelockern,
- Nebenwirkung von Medikamenten,
- häufige Stresssituationen bzw. psychische Belastungen.

Es ist möglich, dass das Krankheitsgeschehen nahezu symptomlos abläuft.

Treten allerdings Beschwerden auf, klagt der Betroffene meist über stechende Bauchschmerzen und verstärkten Schmerz nach der Nahrungsaufnahme, begleitet von Übelkeit und Brechreiz.

Die häufigsten Komplikationen sind:

- starke Bauchschmerzen,
- Magenblutungen,
- teerartiger, übelriechender Stuhl verursacht durch die Verdauung des Blutes,
- Magendurchbruch,
- Entstehung von Magenkrebs.

Eine medizinische Abklärung ist unabdinglich, da in weiterer Folge Magenkrebs entstehen kann. Die vorgegebene ärztlichen Therapie und eine Umstellung auf eine reizarme Ernährung im Sinne einer leichten Vollkost muss eingehalten werden.

6.1.5. Magenkrebs

Unbehandelt kann sich aus einem Magengeschwür ein Magenkrebs entwickeln. Weltweit ist der Magenkrebs die zweithäufigste Tumorerkrankung (in Österreich fallen jedoch nur ca. 5% aller Krebserkrankungen auf den Magenkrebs).

Die häufigsten Ursachen sind:

- ein bakteriell bedingtes Magengeschwür,
- Konsum von Konservenwaren über einen langen Zeitraum,
- Rauchen.

Die häufigsten Symptome sind:

- Völlegefühl,
- Schmerzen im Oberbauch,
- Übelkeit und Brechreiz,
- Abneigung gegen bestimmte Speisen,
- teerartiger Stuhl.

Diese Symptome treten meist sehr spät auf, häufig werden zuerst die Metastasen[131] diagnostiziert. Die Entfernung eines Anteils oder sogar des gesamten Magens kann erforderlich werden. Chemotherapie und Strahlentherapie ergänzen die Behandlung.

Deshalb wird hier der Gesundheitsvorsorge eine besondere Bedeutung zugeschrieben. Mittels einer Magenspiegelung[132], auch bei scheinbar nicht ernst zu nehmenden Magenproblemen, kann rasch eine sichere medizinische Abklärung erfolgen bzw. eine frühzeitige Behandlung eingeleitet werden.

6.1.6. Verstopfung

Wird weniger als drei Mal pro Woche Stuhl abgesetzt, spricht man von einer Verstopfung. Der Stuhl ist meist stark eingedickt und dadurch sehr hart, der Stuhlgang kann deshalb unter Umständen Schmerzen erzeugen.

Die häufigsten Ursachen sind:

- ballaststoffarme[133] Ernährung,
- zu wenig Flüssigkeit,
- zu wenig Bewegung,
- Nebenwirkung von Medikamenten (Codein, Morphium),
- dauerhafte Einnahme von Abführmitteln,
- ungewohnte Umgebung z. B. im Urlaub,
- Stress.

Häufig greifen Menschen dann zu Abführmitteln, um den Stuhlgang anzukurbeln. Die regelmäßige Einnahme von Abführmitteln ist sehr gefährlich, da sich der Darm an diese gewöhnt und daher die Dosierung gesteigert werden muss. Der natürliche Prozess der Stuhlentleerung wird immer mehr im negativen Sinne beeinflusst. Der dadurch entstehende Mangel an Wasser und Salzen kann zu Herzrhythmusstörungen führen.

---

131 Metastasen sind Tochtergeschwülste, welche der Tumor in andere Körperregionen streut. Griechisch „meta" = weg; Griechisch „stase" = die Stelle, der Ort.

132 Die Magenspiegelung wird auch als **Gastroskopie** bezeichnet. Griechisch „gaster" = Magen; Griechisch „skopein" = beobachten.

133 Ballaststoffe sind Fasern pflanzlichen Ursprungs, welche nicht verdaulich sind und für das Stuhlvolumen sorgen. Sie quellen zusammen mit Wasser auf, deshalb ist die geregelte Flüssigkeitszufuhr, wenn z. B. ein Müsli gegessen wird, sehr wichtig.

Alternative Möglichkeiten wären:

- Verzehr von Sauerkraut und/oder verdünnten Sauerkrautsaft trinken,
- eingeweichte Dörrzwetschken,
- erhöhter Konsum von Obst und Gemüse,
- Vollkornprodukte,
- ausreichende Zufuhr von Wasser (mindestens 30ml pro kg Körpergewicht in 24 Stunden, das würde für einen 60 kg schweren Menschen
  bedeuten, dass er 1800 ml Flüssigkeit in 24 Stunden trinken soll),
- täglich mindestens 30 Minuten Bewegung an der frischen Luft.

Die Verstopfung ist eine der häufigsten Verdauungsprobleme der modernen
Industriegesellschaft.

6.1.7. Durchfall

Die Medizin spricht dann von Durchfall, wenn

- mehr als drei Stuhlgänge täglich erfolgen,
- der Stuhl breiig bis flüssig ist, also ein höherer Wassergehalt als 75%
- vorliegt und
- die Stuhlmenge deutlich erhöht ist, d. h. mehr als 250 Gramm pro Toi-
  lettengang beträgt.

Oft wird der Stuhlgang von Bauchschmerzen, Darmkrämpfen, Unwohlsein
und unangenehmer Geruchsentwicklung begleitet. Der Flüssigkeitsverlust
ist meist sehr hoch, eine rasche ärztliche Abklärung wird unumgänglich.
Säuglinge, Kleinkinder und alte Menschen sind besonders gefährdet, aus-
zutrocknen.

Die häufigsten Ursachen sind:

- Nahrungsmittelunverträglichkeit, häufig Milchzucker, Glutamat, Mee-
  resfrüchte,
- verdorbene Nahrungsmittel,
- ungewohnte Speisen und Getränke im Urlaub.

Krankheitserreger, welche Magen-Darm-Erkrankungen auslösen:

- Rotaviren[134] oder Salmonellen[135],
- Verdauungsstörungen, weil die Bauchspeicheldrüse wichtige Verdauungsenzyme nicht mehr ausreichend produziert,
- Nebenwirkung bestimmter Medikamente wie bei Einnahme von Antibiotika,
- Einnahme von Abführmittel,
- chronische Entzündungen des Darmes.

Der **akute Durchfall** ist auf einige Tage begrenzt und klingt im Zuge der ärztlichen Behandlung wieder ab.

Der **chronische Durchfall** verläuft wellenförmig, Durchfallphasen und beschwerdefreie Phasen wechseln sich über einen langen Zeitraum ab. Auslöser sind Erkrankungen des Darmes, wie chronische Entzündungen und Infektionen, oder aber der Missbrauch der Abführmittel.
Durchfall ist ein Symptom[136] und keine Erkrankung, deshalb ist es immer besonders wichtig, die Ursache herauszufinden und dementsprechend zu behandeln.

6.1.8. Hämorrhoidalleiden[137]

Oberhalb der Schließmuskeln des Afters liegt ein Geflecht aus Arterien und Venen, diese bilden einen Schwellkörper und dichten gemeinsam mit dem After den Darmausgang ab. Dieser Schwellkörper wird als **Hämorrhoiden** bezeichnet, man kann also sagen, dass jeder Mensch Hämorrhoiden hat. Erst wenn der Schwellkörper sich verändert und nach unten sinkt, entstehen typische Beschwerden wie:

- Juckreiz am After,
- Abgang von Schleim oder flüssigem Stuhl,
- Stuhlschmieren,

---

134 Latein *„rota"* = das Rad; *„virus"* = Gift, Saft, Schleim; das Virus sieht optisch wie ein Rad aus. Die Rotaviren sind die häufigsten Auslöser für Durchfallerkrankungen bei Kindern in unseren Breiten.

135 Salmonellen sind Bakterien speziell in rohem Geflügelfleisch und Eiern. Sie wurden 1900 nach dem amerikanischen Tierarzt Daniel Elmer Salmon benannt.

136 Griechisch *„symptoma"* = Begebenheit, Begleiterscheinung. *„syn"* = zusammen; *„ptoma"* = Fall. Ein Symptom ist ein Zeichen, das auf eine Erkrankung hinweist.

137 Griechisch *„haima"* = Blut; *„rein"* = fließen

- knotige Veränderungen am After werden als unangenehm empfunden,
- hellrote Blutablagerungen am Stuhl oder Toilettenpapier,
- Schmerzen beim Stuhlgang.

Die Medizin bezeichnet diese Veränderungen als **Hämorrhoidalleiden.**

Die häufigsten Ursachen sind:

- ballaststoffarme Kost,
- starkes Pressen beim Stuhlgang,
- chronische Verstopfung,
- Schwangerschaft.

Eine medizinische Abklärung sowie die Einhaltung der empfohlenen Therapie tragen dazu bei, die Lebenssituation zu verbessern. Wird das Hämorrhoidalleiden nicht behandelt kann es in letzter Folge zur Ausstülpung der Schleimhaut des Afterkanals aus dem Anus hinaus kommen, dann spricht man von einem **Darmvorfall**. Das verursacht Schmerzen beim Stuhlgang und das Unvermögen, den Stuhl vollkommen zurückzuhalten. Die Schleimhaut wird ständig gereizt, besteht dieser Zustand über lange Zeit, kann diese bösartig entarten.

6.1.9. Blinddarmentzündung

Wie bereits erwähnt, ist die Bezeichnung „Blinddarm" ein volksmündlicher Ausdruck, eigentlich ist der **Wurmfortsatz**[138] gemeint.
Die häufigsten Ursachen für die Entzündung des Wurmfortsatzes sind eine bakterielle Besiedelung oder ein Reiz durch sehr harten Stuhl (= **Kotsteine**).
Zuerst treten meist starke Schmerzen im Bereich des Nabels auf, welche sich dann nach wenigen Stunden in den rechten Unterbauch ziehen. Fieber, Schüttelfrost, Übelkeit und Erbrechen können begleitend auftreten.
Unbehandelt ist der Durchbruch des Wurmfortsatzes die häufigste Komplikation, dadurch kann eine Bauchfellentzündung ausgelöst werden.
Eine rasche Diagnose und sofortige operative Versorgung ist in der modernen Chirurgie Routine.

---

138 Latein *„appendix"* = Anhang; *„-itis"* = die Entzündung. Die Entzündung des Wurmfortsatzes wird als Appendizitis bezeichnet.

6.1.10. Dünndarmgeschwür

Dünndarmgeschwüre sind klassischerweise im Zwölffingerdarm zu finden. Sie treten in etwa vier Mal häufiger auf als Magengeschwüre.

Die häufigsten Ursachen sind:

- keine ausreichende Neutralisation der Magensäure,
- hoher Konsum an Säurelockern,
- Nebenwirkung von Medikamenten,
- Stress,
- bakterielle Infektion (wie beim Magengeschwür).

Typische Symptome sind:

- Nüchternschmerz, also Schmerzen welche 2 – 3 Stunden nach der Nahrungsaufnahme eintreten,
- Übelkeit und Unwohlsein,
- Gewichtsverlust.

Die Symptome können auch nur schwach und uncharakteristisch auftreten, eine genaue Abklärung der Beschwerden bzw. der Ausschluss anderer Magen-Darm-Erkrankungen ist erforderlich.
Dünndarmgeschwüre können auch Zufallsbefunde sein, der betroffene Patient berichtet in diesen Fällen meist, dass er keine Beschwerden verspürte. Die häufigsten Komplikationen eines Dünndarmgeschwüres sind zuerst Darmblutungen und dann, unbehandelt, der Darmdurchbruch des Darmes. Beide Geschehen sind lebensbedrohlich.

6.1.11. Morbus Crohn[139]

Morbus Crohn ist eine chronisch entzündliche Erkrankung, und tritt zwischen dem 20. und 35. Lebensjahr auf. Sie betrifft den gesamten Magen-Darm-Trakt, also vom Mund bis zum After. Am häufigsten ist jedoch der Dünndarm betroffen, gesunde und krankhaft veränderte Darmabschnitte wechseln sich ab.

---

139 Das Krankheitsbild wurde 1932 vom amerikanischen Magen-Darmspezialist Burrill Bernard Crohn beschrieben und nach ihm benannt.

Die Entzündung betrifft nicht nur die Schleimhaut sondern alle Wand-schichten. Geschwüre[140] und Fisteln[141] in das umliegende Gewebe oder mit benachbarten Organen sowie die Bildung von Engstellen[142] sind die Folge. Die Krankheit verläuft in Schüben, akute Phasen mit starkem bis mäßigen Durchfall, Bauchschmerzen und Darmkrämpfen werden von symptomen-armen bzw. symptomenfreien Phasen abgelöst.

Weitere typische Symptome sind:

- Gewichtsverlust,
- Blässe,
- Fieber,
- Eiweiß- und Elektrolytemangel,
- rotfleckige Haut,
- Augenentzündungen.

Die genauen Ursachen der Erkrankung konnten bis jetzt nicht eindeutig erforscht werden.

Folgende Vermutungen werden derzeit als Auslöser der Erkrankung dis-kutiert:

- genetische Faktoren,
- Fehlreaktionen des Immunsystems,
- Infektionen,
- zu hoher Konsum von industriell gefertigter Nahrung.

Eine umfassende medizinische Abklärung vom Facharzt für Magen-Darm-Erkrankungen[143] sowie die Einhaltung der vorgeschriebenen Therapie und die Umstellung der Lebensführung sind notwendig um Darmkrebs als Folgeerkrankung zu vermeiden.

---

140 Das Geschwür ist ein tiefliegender Gewebedefekt, der nicht durch äußere Verlet-zungen sondern durch die Grunderkrankung selbst entsteht.
141 Latein *„fistula"* = Pfeife, Röhre; eine Fistel ist eine vorher nicht bestehende röhren-artige Verbindung zwischen einem Hohlorgan und einem anderen Organ oder der Körperoberfläche.
142 Geschwüre und Fisteln heilen narbig ab und bilden Verengungen im Darm.
143 Der Facharzt für Magen-Darm-Erkrankungen wird als Gastroenterologe bezeichnet.

6.1.12. Colitis ulcerosa[144]

Die Colitis ulcerosa ist eine chronisch entzündliche Erkrankung, beginnt im Mastdarm und steigt langsam in den Bereich des Dickdarms auf.
Wie beim Morbus Crohn sind die Ursachen der Erkrankung bis heute wissenschaftlich nicht bewiesen.

Die häufigsten Symptome sind:

- Abgeschlagenheit und körperliche Schwäche,
- Blähungen,
- Schmerzen im Unterbauch,
- Unverträglichkeit von Zucker,
- Darmkrämpfe,
- Gewichtsverlust,
- häufige Durchfälle,
- unkontrollierter Stuhlverlust[145],
- Dickdarmblutungen.

Die Medizin beschreibt akute und chronische Verläufe, Schübe unterschiedlicher Stärke sind typisch für das Krankheitsbild. Phasen mit blutigen Durchfällen und krampfartigen Bauchschmerzen bei der Stuhlentleerung wechseln sich mit Phasen, in denen es nur geringe oder keine Beschwerden gibt, ab.
Die häufigsten Komplikationen sind schwere Blutungen, die Entstehung von Geschwüren und Dickdarmkrebs.
Die fachärztliche Abklärung und die Einhaltung der vorgeschlagenen Therapie fördert maßgeblich den Rückgewinn der dabei verlorengegangen Lebensqualität.

6.1.13. Darmverschluss

Bei einem Darmverschluss ist eine ungehinderte Magen-Darmpassage für die Nahrung nicht mehr möglich, dieser Zustand ist lebensbedrohlich.

Die häufigsten Auslöser sind:

---

144 Griechisch „colon" = Darm; Wurst „-itis" = Entzündung; „ulcus" = Geschwür.
145 Der unkontrollierte Stuhlverlust wird auch als Stuhlinkontinenz bezeichnet. Latein „in" = nicht; „continentia" = zurückhalten.

- **Darmlähmungen:** Durch das Aussetzen der wellenförmigen Darmbewegung kann der Stuhl nicht mehr weitertransportiert werden.
- **Tumore im Darm:** Durch das Wachstum eines Tumors wird der Darm langsam verschlossen. Teilweise Verschlüsse erkennt man am bleistiftförmigen Stuhl. Das Absetzen dieses Stuhls ist oft mit Schmerzen verbunden.
- **Tumore außerhalb des Darms:** Der Tumor kann im Zuge des Wachstums den Darm von außen so stark einengen, bis er letztendlich verschlossen ist.
- **sehr fester Stuhl bei schwacher Peristaltik:** Die chronische Verstopfung mit begleitendem Abführmittelmissbrauch kann so weit führen, dass der feste Stuhl die Peristaltik stark abschwächt. Dieser Umstand führt zum Darmverschluss.
- **Verwachsungen und Narbenbildungen nach Darmoperationen:** Narben bestehen aus derbem Gewebe, dadurch entsteht ein Narbenzug auf das umliegende elastische Gewebe, der Darm verengt sich stark oder wird sogar abgeklemmt.
- **Durchblutungsstörungen des Darmes:** Fällt die Durchblutung in einem Areal des Darmes aus, stirbt das Gewebe ab und dieser Darmabschnitt fällt in seiner Funktion aus. Der Stuhl wird nicht mehr weiterbewegt.
- **Einklemmung des Darmes im Zuge eines Nabel- oder Leistenbruches**

Die häufigsten Symptome sind:

- Fieber,
- Kreislaufbeschwerden,
- Starke Bauchschmerzen,
- eine angespannte und aufgeblähte Bauchdecke,
- Starke Übelkeit und Erbrechen,
- Stuhlerbrechen,
- Fehlen des Stuhlganges.

Durch die massive Überdehnung des Darmes gelangen Darmbakterien über die Darmwand in die freie Bauchhöhle, daraus entwickelt sich eine Bauchfellentzündung. Der Darm kann auch durchbrechen und eine schwere Infektion der Bauchhöhle auslösen.
Ein Darmverschluss ist immer lebensbedrohlich, die rasche medizinische Abklärung und eine dementsprechende unverzügliche Behandlung können lebensrettend sein.

6.1.14. Darmkrebs

Der Darmkrebs ist nach dem Lungenkrebs die zweithäufigste Krebserkrankung in Österreich. Bei dieser Erkrankung sind zu 95% der Dickdarm- oder Mastdarmbereich betroffen. Darmkrebs wird meist spät diagnostiziert, da der Krankheitsverlauf oft lange symptomlos ist.

Die häufigsten Ursachen sind:

* übermäßiger Fleisch- und Wurstkonsum über Jahre,
* ballaststoffarme Ernährung,
* bereits bestehende Dickdarmpolypen.

Dickdarmpolypen sind prinzipiell gutartige, pilzartige Schleimhautgeschwülste unterschiedlicher Größe, aber im Laufe der Zeit können sie bösartig werden.
Im Rahmen der Gesundheitsvorsorge, ab dem 50. Lebensjahr empfohlen, kann durch eine Darmspiegelung ein eventuell vorhandener Dickdarmpolyp leicht diagnostiziert und entfernt werden.

Die häufigsten Symptome sind:

* Darmblutungen,
* Durchfälle und Blähungen abwechselnd mit Verstopfungen,
* bleistiftförmiger Stuhl, verursacht durch die Einengung des Darmquerschnittes,
* Anämie,
* Gewichtsabnahme.

Wie bereits erwähnt steht die Vorsorgeuntersuchung im Vordergrund. Während der Untersuchung kann schon ein fortgeschrittenes Krankheitsbild mit Metastasenbildung erkennbar sein. Der Facharzt für Magen-Darm-Erkrankungen erstellt dann die Diagnose und die notwendige Therapie. Meist ist ein chirurgischer Eingriff notwendig, im Rahmen der Operation wird oft entschieden, ob ein **künstlicher Darmausgang**[146] angelegt werden muss.

---

146 Der künstliche Darmausgang im Bereich des Dickdarms wird als **Colostomie** bezeichnet, der künstliche Darmausgang im Bereich des Dünndarms wird als **Ileostomie** bezeichnet. Griechisch „*colon*" = Darm, Wurst; „*stoma*"= Öffnung, Mund; Latein „*ileum*" = Dünndarm.

6.1.15. Diabetes mellitus – „Zuckerkrankheit"

Diabetes mellitus[147] ist eine durch Insulinmangel oder verminderte Insulinempfindlichkeit des Körpers bedingte, chronische Störung des Glukosestoffwechsels[148] mit Erhöhung des Blutzuckerspiegels bei erniedrigter Blutzuckerverfügbarkeit innerhalb der Zelle.

Ungefähr 10% der Diabetiker, (0,4% der Gesamtbevölkerung), leiden an einem **Diabetes mellitus Typ I**. Ursache der Erkrankung ist ein absoluter Insulinmangel durch die Zerstörung der insulinproduzierenden Zellen der Bauchspeicheldrüse.

Knapp 90% aller Diabetiker, (ca. 3 – 4% der Bevölkerung), leiden an einem **Diabetes mellitus Typ II**. Mit zunehmendem Alter steigt die Häufigkeit des Diabetes mellitus Typ II an (bis 20% der über 70-jährigen). Frauen sind etwas häufiger betroffen als Männer. Nur 10% dieser Patienten sind normalgewichtig, die übrigen 90% sind übergewichtig.

Die folgende Tabelle stellt den Diabetes mellitus Typ I dem Diabetes mellitus Typ II gegenüber.

	TYP I DIABETES	TYP II DIABETES
Alter der Manifestation	meist vor dem 40. Lebensjahr	meist im höheren Lebensalter
Ursache und Auslöser	absoluter Insulinmangel infolge Zerstörung der insulinproduzierenden Zellen der Bauchspeicheldrüse; wahrscheinlich Autoimmunerkrankung, z. B. durch Virusinfekte ausgelöst	verminderte Insulinwirkung an Leber-, Muskel- und Fettzellen; zunächst kompensatorisch[150] erhöhte Insulinproduktion, die sich später erschöpft; Förderung der Krankheitsentstehung z. B. durch Übergewicht, Schwangerschaft, Stress

---

147 Griechisch „diabainein" = hindurchgehen, hindurchfließen; Latein „mellitus" = honigsüß; der honigsüße Durchfluss.

148 Griechisch „glucose" = süß; Glucose ist die einfachste Form von Zucker, auch Traubenzucker genannt, dieser wird im Dünndarm bzw. bereits im Mund rasch in die Blutbahn aufgenommen.

149 Latein „compensare" = Ausgleich, ersetzen

Erbliche Komponente	wahrscheinlich	stärker ausgeprägt als bei Typ I
Symptome	rascher Beginn der Erkrankung mit starkem Durst, große Harnmengen, Übelkeit, Schwäche und teils erheblichen Gewichtsverlust, oft auch Koma	langsamer, schleichender Beginn; häufig gleichzeitig Fettstoffwechselstörungen, Bluthochdruck und Übergewicht; zum Zeitpunkt der Diagnose oft bereits Langzeitschäden
Stoffwechsellage	eher labil, die Stoffwechsellage entgleist leicht	eher stabil
Therapie	Diät, Insulingaben, Bewegung	Gewichtsreduktion, Diät, Bewegung, orale Antidiabetika[151]; erst bei Versagen dieser Maßnahmen folgen Insulingaben in Form von Subcutaninjektionen

Die Stabilität des Blutzuckers ist bei Diabetikern anzustreben.

Der Nüchternblutzucker beträgt im Normalfall 60 – 80 mg/dl[151]. Der **zu niedrige Blutzucker** unter 50mg/dl, wird als **Hypoglykämie**[152] bezeichnet. Bei hypoglykämischen Zuständen ist dem Patienten Traubenzucker zu verabreichen. Der **erhöhte Blutzucker** wird als **Hyperglykämie**[153] bezeichnet.

Die folgende Tabelle stellt den Unterschied zwischen Hyperglykämie und Hypoglykämie dar.

---

150 Orale Antidiabetika sind eine Medikamentengruppe, welche über den Mund eingenommen werden (= oral) und gegen den Diabetes mellitus gerichtet sind (*„anti"* = gegen).

151 mg/dl = Milligramm pro Deziliter; Hierbei handelt es sich um eine labortechnische Messgröße bei der Befundung des Blutzuckers.

152 Griechisch *„hypo"* = unter; *„-ämie"* Wortstamm mit der Bedeutung Blut; Hypoglykämie bezeichnet den zu niedrigen Blutzucker.

153 Griechisch *„hyper"* = über; Hyperglykämie bezeichnet den zu hohen Blutzucker.

	HYPERGLYKÄMISCHES KOMA[155]	HYPOGLYKÄMISCHER SCHOCK[156]
Beginn	langsam über Tage	rasch, innerhalb von Minuten
Bedürfnis	starker Durst	Heißhunger
Muskulatur	schlaff	angespannt, zittrig
Haut	trocken	feucht
Atmung	vertieft	normal
Augäpfel	eingefallen	normal
Symptome	Fieber, Bauchschmerz	Krampfanfälle

In beiden Fällen ist rasch für ärztliche Hilfe zu sorgen.

Bei der Ernährung des Diabetikers ist die kontrollierte Kohlenhydratzufuhr zu berücksichtigen. Zusätzlich werden bei übergewichtigen Patienten auch die Fette reduziert. Der Trend der Ernährungsberatung geht aber dazu über, keine strenge Diät mehr vorzuschreiben.
Kohlenhydrate werden in **Broteinheiten** gemessen.

1 Broteinheit (BE) = 12 g Kohlenhydrate

Beispiele für eine Broteinheit:

- ¼ l Milch,
- ¼ l Naturjoghurt,
- ½ Semmel,
- 25g Mischbrot,
- ½ Apfel.

Die BE-Menge und deren Verteilung auf die Mahlzeiten bestimmt der Arzt bzw. der ernährungsmedizinische Beratungsdienst.

Prinzip der Ernährung bei Diabetes mellitus:

---

154 Griechisch *„koma"* = tiefer Schlaf
155 Der Schock ist eine Form des Kreislaufversagens, bei dem die Organe rasch unter Sauerstoffmangel leiden. Das Thema „Schock" und „Koma" ist nachzulesen bei Hrsg. Jedelsky, Heimhilfe, Springer Verlag, Kapitel „Erste Hilfe".

- Einhaltung der BE nach Anordnung,
- 6 Mahlzeiten, davon eine Spätmahlzeit,
- Polysaccharide sind der Hauptbestandteil der Kohlenhydratzufuhr,
- zu Beginn der Diät sollen kohlenhydrathältige Nahrungsmittel abgewogen werden,
- Handhabung der Kohlenhydrataustauschtabelle,
- Fettreduzierte Mischkost,
- Sport/Bewegung begünstigt die Fettverbrennung,
- Regelmäßige Blutzucker- und Gewichtskontrolle,
- Verabreichung des Insulins laut ärztlicher Anordnung,
- Einnahme oraler Antidiabetika laut ärztlicher Anordnung,
- Süßstoffe werden als Zuckerersatz verwendet,
- reichlich Flüssigkeitszufuhr,
- Alkoholzufuhr nur nach ärztlicher Absprache,
- Achtung: Diabetikernaschereien (z. B. Diabetikerschokolade) sind im Regelfall sehr fettreich, da die Kohlenhydrate durch Fette ersetzt werden (Energieangaben auf der Verpackung beachten!).

Normalgewichtige Diabetiker bekommen eine Mischkost, unter Berücksichtigung der Ballaststoffe, verordnet.

Übergewichtige Typ II-Diabetiker brauchen sich mit dem Zählen von BE nicht zu belasten. Sie müssen vielmehr bezüglich einer Reduktionsdiät und langfristiger Ernährungsumstellung beraten werden.

Insulinspritzende Diabetiker mit konventioneller Insulintherapie[156] jedoch müssen über Kohlenhydratmengen und BE Bescheid wissen. Für diese Patienten empfiehlt sich die Erstellung konkreter Tageskostpläne, um eine gleichmäßige Verteilung der Kohlenhydrate über den Tag sicherzustellen. Außerdem sollen sie wissen, welche Nahrungsmittel sie gegeneinander austauschen können.

Patienten mit einer intensivierten konventionellen Insulintherapie[157] können über Zahl und Zeitpunkt der Mahlzeiten weitgehend frei entscheiden. Voraussetzungen sind eine Blutzuckerselbstkontrolle und Übung im Schät-

---

156 Es werden ärztlich angeordnete Insulinmengen zu fixen Zeitpunkten verabreicht, die Essenseinnahme richtet sich nach der Insulintherapie und ist somit fix an diese Zeiten gebunden.
157 Es wird eine Tagesdosis an Insulin verabreicht, welche sehr verzögert wirkt. Ein anderes rasch wirksames Insulin wird essensabhängig verabreicht und gestaltet dadurch die Essenseinnahmen flexibel.

zen von Kohlenhydratmengen sowie das Berechnen der notwendigen Insulindosis. Für diese Patienten sind Kostpläne eine Hilfestellung für den Anfang, von denen sie mit zunehmender Erfahrung abweichen können.

Spätfolgen des Diabetes sind:

- schwere Durchblutungsstörungen an den Zehen und Beinen bis zum Absterben des Gewebes (= **diabetischer Fuß**), Amputationen werden notwendig,
- erhöhtes **Schlaganfallrisiko,**
- erhöhtes **Herzinfarktrisiko,**
- schwere **Durchblutungsstörungen der Netzhaut** können die Sehkraft stark mindern bis zur Erblindung,
- Veränderungen der feinen Gefäße in den Nieren führen zu schweren **Nierenfunktionsstörungen** bis zum Auftreten von Nierenversagen,
- Veränderungen an den Haargefäßen führen zu Durchblutungsstörungen, dadurch entsteht Sauerstoffmangel in den betroffenen Nervenfasern, **Empfindungsstörungen** treten auf,
- **Erektionsstörungen** bedingt durch Durchblutungsstörungen in den Schwellkörpern des Penis.

Die Einhaltung der vorgeschlagenen medizinischen Therapie und die Umstellung der persönlichen Lebensführung verhindern das Auftreten von Spätfolgen, denn Spätfolgen sind nicht mehr heilbar.

6.1.16. Bauchspeicheldrüsenentzündung

Die **akute Bauchspeicheldrüsenentzündung** wird häufig durch Gallensteine ausgelöst, die den Ausführungsgang der Bauchspeicheldrüse blockieren. Die Verdauungsenzyme stauen sich in die Bauchspeicheldrüse zurück und sie beginnt sich selbst zu verdauen. Da dieser Prozess sehr schmerzhaft und lebensbedrohlich ist, müssen eine Vielzahl der betroffenen Patienten einer raschen intensivmedizinischen Versorgung zugeführt werden.

Weitere Ursachen können sein:

- übermäßiger Alkoholkonsum,
- Infektionen,
- Verletzungen der Bauchspeicheldrüse,
- Nebenwirkungen von Medikamenten,
- Tumore im Bereich der Bauchspeicheldrüse,

Die häufigsten Symptome sind:

- heftige Schmerzen im Oberbauch, welche gürtelförmig in den Rücken ausstrahlen,
- Übelkeit,
- Erbrechen,
- Fieber,
- aufgeblähter Bauch,
- Verstopfung,
- Gelbsucht,
- Wasseransammlungen im Bauchraum.

Die **chronische Bauchspeicheldrüsenentzündung** besteht über einen langen Zeitraum und führt im unterschiedlichen Ausmaß zu Beschwerden.

Die häufigsten Ursachen sind:

- langjähriger Alkoholkonsum (ca. 70% der betroffenen Patienten),
- Nebenwirkungen von Medikamenten,
- Tumore im Bereich der Bauchspeicheldrüse,
- genetische Faktoren,

Die häufigsten Beschwerden sind:

- mehr oder weniger starke Bauchschmerzen,
- Schmerzen, die immer wieder in den Rücken ausstrahlen,
- Verdauungsstörungen, durch zu wenig gebildete Verdauungsenzyme,
- Durchfall,
- Blutzuckerprobleme,
- Gewichtsabnahme.

Die chronische Bauchspeicheldrüsenentzündung führt in vielen Fällen zu Bauchspeicheldrüsenkrebs, daher sind eine rasche Diagnosestellung sowie die Einhaltung der Therapie für den Heilungserfolg maßgeblich.

6.1.17. Bauchspeicheldrüsenkrebs

Der Bauchspeicheldrüsenkrebs verläuft über lange Zeit symptomarm und wird deshalb meist erst sehr spät diagnostiziert.

Häufig auftretende Symptome sind:

- Gelbsucht ohne körperliche Beschwerden, diese wird durch die Verengung des Gallenganges und den Rückstau des Gallensaftes in die Leber verursacht,
- Verdauungsbeschwerden,
- Gewichtsverlust,
- Auftreten von Diabetes mellitus,
- Schmerzen, welche in den Rücken ausstrahlen.

Der Bauchspeicheldrüsenkrebs setzt rasch Metastasen in die Leber und führt dort zu unterschiedlichen Beschwerden.

Die häufigsten Ursachen des Bauchspeicheldrüsenkrebses sind:

- chronische Bauchspeicheldrüsenentzündung,
- fettreiche Ernährung über einen langen Zeitraum,
- übermäßiger Alkoholkonsum über Jahre,
- Rauchen,
- Diabetes mellitus,
- krebsauslösende Stoffe in der Nahrung wie in geräucherten, gepökelten Fleisch- und Wurstwaren.

Die Therapie des Bauchspeicheldrüsenkrebses gestaltet sich in der Regel schwierig, da viele betroffene Patienten aufgrund der späten Diagnosestellung eine schlechte Prognose haben.

6.1.18. Hepatitis[158]

Die Hepatitis (im Volksmund als **„Gelbsucht"** bezeichnet) ist eine Entzündung der Leberzellen, ausgelöst durch einen Virus. Durch die gestörte Leberfunktion kommt es zur Ablagerung von Gallenfarbstoff in der Haut und der Lederhaut der Augen und damit zur typischen Gelbfärbung. Im weiteren Verlauf scheidet der Körper den Gallenfarbstoff nicht mehr über den Stuhl aus, (dieser wird immer heller) sondern über die Niere. Dadurch wird der Harn immer dunkler, obwohl die betroffene Person ausreichend trinkt.
Im Zuge der Ausheilung regeneriert sich die Leber und ersetzt die geschädigten Leberzellen durch neu gebildete.

---

158 Latein „*hepar*" = Leber; „*- itis*" = Entzündung

Es gibt verschiedene Formen von Hepatitis, deren Ursachen und Verlauf unterschiedlich sind. Bei jeder Hepatitisform laufen die gleichen krankhaften Vorgänge in der Leber ab, entweder ausgeprägter oder gemilderter. Generell gibt es **akute und chronische Verlaufsformen** der Hepatitis.

6.1.18.1. Hepatitis A

Die Hepatitis A wird klassischerweise durch verschmutztes Trinkwasser und verunreinigte Lebensmittel übertragen. In Urlaubsländern mit niedrigen Hygienestandards sollte man deshalb auf folgende Dinge verzichten:

- Eiswürfel und Getränke, welche mit Leitungswasser zubereitet wurden
- mit verschmutztem Leitungswasser gewaschenes oder ungewaschenes Obst und Gemüse
- rohe Muscheln, Meerestiere oder Fleisch
- Zähne putzen bzw. Mundspülungen mit verschmutzten Leitungswasser

Es ist empfehlenswert,[159]

- auf die eigene Händehygiene wie ausgiebiges Hände waschen mit Seife vor dem Essen, zu achten,
- auf Mineralwasser auszuweichen und
- frisch geschältes Obst und Gemüse zu bevorzugen.

Die Übertragung erfolgt über eine Schmierinfektion, wobei .die Inkubationszeit[160] 15 – 50 Tage beträgt. Zwei Wochen vor bis eine Woche nach dem Ausbruch der Krankheit ist der betroffene Mensch infektiös, also ansteckend für Personen aus dem Umfeld.

Die klassischen Symptome sind:

- Erbrechen,
- Bauchschmerzen,
- Durchfall,
- heller Stuhl,

---

159 Schon die Briten in den Kolonien wussten: „Schäl es, koch' es oder lass' es!"
160 Latein *„incubare"* = ausbrüten; das im Volksmund verwendete Sprichwort *„Ich glaube, ich brüte etwas aus"* hat hier seinen Ursprung. Die Inkubationszeit ist jener Zeitraum von der Ansteckung mit dem Krankheitserreger bis zum Auftreten der ersten Krankheitszeichen.

- Fieber,
- Abgeschlagenheit,
- sehr selten tritt auch eine Gelbfärbung der Haut auf.

Die Hepatitis A verläuft immer akut und heilt nach mehreren Wochen bis Monaten ohne Folgeschäden ab. Eine Behandlung unter regelmäßiger ärztlicher Kontrolle ist trotzdem unerlässlich.

Bei geplanten Reisen in Länder mit hohem Infektionsrisiko wird eine Schutzimpfung empfohlen[161], auch bei bereits erkrankten Personen im persönlichen Umfeld. Information und Aufklärung erfolgen durch den Arzt oder durch ein Hygieneinstitut.

6.1.18.2. Hepatitis B

Die Hepatitis B ist die weltweit am häufigsten auftretende Infektionskrankheit. Die Ansteckung erfolgt häufig über den Blutweg (gemeinsame Benützung von Injektionsnadeln in der Drogenszene) und ungeschütztem Geschlechtsverkehr.

Die Ansteckung ist aber über alle Körperflüssigkeiten[162] möglich.

Da Hepatitis B sehr ansteckend ist, reichen Mikroverletzungen wie sie bei einer Maniküre oder Pediküre passieren können aus, um sich anstecken zu können. Auch Piercings oder Tattoos, mit verunreinigten Instrumenten gestochen, sind eine maßgebliche Infektionsquelle. Vor einem Besuch im Tattoo-Studio sollte daher eine Abklärung über die Unbedenklichkeit des Studios eingeholt werden (Mundpropaganda).

Besonders gefährdet sind also:

- Personen, welche sich Drogen über die Vene verabreichen,
- Ärzte, Pflegepersonal, Laborkräfte usw., also Personen welche beruflich mit Körperflüssigkeiten in Kontakt kommen,
- Personen mit ungeschütztem Geschlechtsverkehr und häufigem Partnerwechsel,
- Personen, die Länder mit hoher Durchseuchungsrate bereisen.

Der Großteil der Erkrankungen verläuft akut, nur circa 3% werden chronisch und verursachen dadurch bleibende Folgeschäden. Die akute Hepatitis B kann auch unbemerkt verlaufen, erst durch einen Zufall, wie im Rahmen

---

161 In Österreich besteht keine Impfpflicht gegen Hepatitis A
162 Zu den Körperflüssigkeiten zählen Speichel, Schweiß, Urin, Stuhl, Vaginalschleim, Samenflüssigkeit, Hustensekret, Nasensekret, Tränenflüssigkeit, Muttermilch und Blut.

einer Blutabnahme, wird die bestehende oder aber die bereits abgeheilte Infektion festgestellt.

Die Symptome ähneln denen der Hepatitis A, zusätzlich kommt es zu:

- deutlicher Gelbfärbung der Haut und der Lederhaut der Augen,
- sehr hellem Stuhl,
- sehr dunklem Harn.

Die chronische Hepatitis verläuft meist ohne typische Symptome. Müdigkeit, Mattigkeit, Muskelschmerzen und Abgeschlagenheit stehen im Vordergrund.

Die akute Phase dauert etwa 4 – 6 Wochen und heilt dann rasch ab. Die Leberfunktion normalisiert sich wieder, Stuhl und Harn sind wieder normal gefärbt.
Aus der chronischen Hepatitis kann sich die sogenannte Schrumpfleber (= Leberzirrhose) und Leberkrebs entwickeln. Langfristig führen diese Erkrankungen zum Leberversagen und anschließendem Tod.
Die rasche ärztliche Abklärung und die Einhaltung der empfohlenen Therapie sind wichtig um die Lebensqualität zu erhalten.

Eine Impfung gegen Hepatitis B ist möglich und wird im Speziellen allen Risikogruppen empfohlen.

6.1.18.3. Hepatitis C

Hepatitis C wird in erster Linie durch Blut übertragen. Besonders gefährdet sind Personen, welche beruflich mit Blut Kontakt haben wie

- Pflegepersonal,
- Ärzte,
- Angestellte im Labor,
- Zahnärzte,
- Tätowierer und Piercer.

Besonders gefährdet sind aber auch Personen, welche Blutkonserven, Organtransplantate oder eine Blutwäsche erhalten, wobei ungeschützter Geschlechtsverkehr ebenso als Risiko eingestuft wird.
Die Symptome der akuten und chronischen Hepatitis C gleichen denen der Hepatitis B, die Unterscheidung ist daher nur durch eine Blutabnahme möglich.

Die Gefahr, an einer Schrumpfleber bzw. an Leberkrebs zu erkranken, ist bei der Hepatitis C wesentlich höher. Deshalb ist auch hier anzumerken, dass die rasche Erstellung einer Diagnose und die Einhaltung der vorgeschlagenen Therapie besonders wichtig sind.

Derzeit gibt es **keine** Impfung gegen Hepatitis C, eine bewusste Lebensführung ist wesentlich zur Vorbeugung dieser Erkrankung.

6.1.18.4. Hepatitis D

Die Hepatitis D tritt nur dann auf, wenn bereits eine Hepatitis B besteht. Die Schwere der Erkrankung hängt davon ab, ob beide Hepatitisformen gleichzeitig aufgetreten sind oder zuerst die Hepatitis B. Treten die Infektionen hintereinander auf, wird die Leber massiver geschädigt, die Gefahr an Schrumpfleber und Leberkrebs zu erkranken ist wesentlich höher.

Die Risikogruppen und die Symptome gleichen der Hepatitis B, wobei eine Impfung gegen Hepatitis B auch vor Hepatitis D schützt.

6.1.18.5. Hepatitis E

Die Hepatitis E wird durch Wasser übertragen und tritt gehäuft in Gebieten mit monsunartigem Regen auf, wobei auch Tiere Überträger sein können. Regionen im nördlichen Afrika und Vorderasien sind besonders durchseucht.

Die Hepatitis E ist von der Hepatitis A nur durch eine Blutuntersuchung unterscheidbar, die Symptome sind absolut ident, der Verlauf ist jedoch schwerer. Ein Impfstoff ist derzeit in klinischer Erprobung.

6.1.19. Fettleber

Die Fettleber ist in vielen Fällen eine Wohlstandserkrankung, Diabetes mellitus Typ II kann eine weitere Folge sein. In Österreich ist der erhöhte Konsum von Nahrungsfetten und Alkohol die häufigste Ursache. Diese übermäßig zugeführte Energie wird als Fett in die Leber eingelagert.

Die Fettleber kann sich bei einer Umstellung der Lebensführung und der Ernährungsgewohnheiten wieder rückbilden. Erfolgt keine Änderung, kann die Fettleber der Grundstein für die Entstehung einer Schrumpfleber sein.

Typische Symptome sind:

- vergrößerte Leber,
- Druck- und Völlegefühl im Oberbauch.

Die Erkrankung muss ernst genommen werden, da langfristig gesehen, schwerwiegende Störungen auftreten können. Bewegung und gesunde Ernährung sollten dabei im Einklang stehen.

6.1.20. Schrumpfleber (= Leberzirrhose[163])

Die Leberzirrhose bezeichnet das Endstadium chronischer Lebererkrankungen, eine Heilung ist nicht möglich.

Die häufigsten Ursachen sind:

* chronische Hepatitisformen,
* Alkohol- und/oder Medikamentenmissbrauch über lange Jahre.

Die häufigsten Symptome sind:

* Wasseransammlungen im Bauchraum
* Gelbfärbung der Haut und Lederhaut der Augen
* Vergrößerung der Milz
* kleine Hautblutungen, wie Spinnennetze wirkend, am Dekolleté und im Gesicht
* dunkler Harn
* Verdauungsstörungen

Das durch die Erkrankung zerstörte Lebergewebe wird nicht mehr vollständig abgebaut, es bleiben vernarbte und verhärtete Bindegewebsareale. Durchblutungsstörungen sind die Folge, dadurch staut sich das Blut in die Pfortader zurück und von dort weiter in die obere und untere Hohlvene. Die dabei entstehenden hohen Druckverhältnisse gleicht der Körper mit der Bildung von Umgehungskreisläufen[164] aus. Das Blut kann sich dadurch bis in die Speiseröhre zurückstauen und dort zur Bildung von Krampfadern führen.

---

163 Griechisch „kirrosis" = gelb-orange
164 Das nährstoffreiche, sauerstoffarme venöse Blut von Magen, Milz, Gallenblase und Darm fließt normalerweise über die Pfortader durch die Leber. Von dort fließt das Blut in die untere Hohlvene. Entsteht ein Stau in der Leber, erhöht sich der Druck in der Pfortader. Es bilden sich zwischen der Pfortader und der oberen und unteren Hohlvene Verbindungen aus, die Pfortader wird umgangen und das Blut fließt direkt in die Hohlvenen.

Diese können leicht aufbrechen, wenn ein zu großer Bissen verschluckt oder zu heiß gegessen wird. Die Blutung ist lebensbedrohlich und eine rasche intensivmedizinische Versorgung notwendig.

6.1.21. Leberkrebs

Bei dieser Erkrankung kommt es zur Bildung bösartiger Krebszellen direkt in den Leberzellen oder in den abführenden Gallengängen.

Die häufigsten Ursachen, welche über längere Zeiträume einwirken, sind:

- Alkoholmissbrauch,
- das Bestehen einer chronischen Hepatitis,
- das Bestehen einer Schrumpfleber,
- Gifte wie z. B. Arsen oder Gifte von Schimmelpilzen.

Die typischen Symptome sind:

- Schmerzen im rechten Oberbauch,
- Übelkeit und Erbrechen,
- Gewichtsabnahme,
- Fieberschübe,
- Gelbfärbung der Haut und der Lederhaut der Augen,
- Wasseransammlung im Bauchraum.

Durch den Tumor kommt es zur Ausschüttung von Entzündungsfaktoren, die Gefäßwand wird dadurch durchlässiger und Sekret gelangt in die Bauchhöhle.
Der Tumor verursacht auch eine Funktionsstörung der Leber, die Eiweißkonzentration im Blut sinkt deshalb ab. Dadurch kann die Flüssigkeit nicht mehr im Gefäßsystem gehalten werden, sie tritt durch die Gefäßwand in die Umgebung aus und sammelt sich in der Bauchhöhle an.
Diese sogenannte **Bauchwassersucht**[165] ist eine häufige Begleiterscheinung bei Leberkrebs. Gleichzeitig tritt eine Gelbfärbung der Haut und der Lederhaut der Augen auf. Der Gallenfarbstoff staut sich in die Leber zurück, er kann durch das Tumorgeschehen nicht ungehindert abfließen, dadurch wird der Stuhl immer heller und der Harn immer dunkler.

---

165 Die Bauchwassersucht wird auch als Ascites bezeichnet. Griechisch „*askites*" = Bauchwasser, es können sich mehrere Liter Flüssigkeit im Bauchraum ansammeln.

Da die Leber gut durchblutet ist, streut der Tumor rasch Metastasen, die Therapie gestaltet sich deshalb eher schwierig. Die medizinische Abklärung und Einhaltung der vorgeschlagenen ärztlichen Therapie sind wichtig, um das Krankheitsgeschehen zu verzögern. Generell hat der Leberkrebs eine eher schlechte Prognose, eine Lebertransplantation ist oft notwendig. Anzumerken ist, dass Erkrankungen des Magen-Darm-Traktes das Fachgebiet des Gastroenterologen[166] sind.

6.2. Der Weg eines eingenommenen Medikamentes[167] im Detail

Das Medikament beinhaltet einen Wirkstoff welcher in eine Trägersubstanz[168] eingearbeitet ist.
Es wird über den Mund[169] aufgenommen[170] und gelangt über die Speiseröhre in den Magen-Darm-Trakt. Dort zerfällt es durch die natürliche Verdauung in einzelne Teile. Die Zerfallsgeschwindigkeit des Vehikels bestimmt die Geschwindigkeit der Aufnahme des Wirkstoffes.
Der freigesetzte Wirkstoff wird vom Darm aufgenommen und in die Blutbahn abgegeben.
Das Blut aus dem Darm gelangt zuerst in die Leber, bereits dort wird ein beträchtlicher Anteil des Wirkstoffes entgiftet, d. h. die Wirkung geht verloren. Der **first-pass-Effekt** bestimmt, wie hoch die Dosis eines Wirkstoffes sein muss, damit die gewollte Wirkung im Körper stattfinden kann.
 Es gibt Wirkstoffe, die in der Leber zur Gänze abgebaut werden und somit nicht über den Magen-Darm-Trakt zugeführt werden können. Diese Medikamente müssen dann per Injektion in die Vene, den Muskel, das Unterhautfettgewebe oder als Pflaster verabreicht werden.
Der Wirkstoff verteilt sich über den Blutstrom im gesamten Organismus, das Medikament muss in einer dementsprechenden Dosis am Zielorgan ankommen, um wirksam zu werden, da ein gewisser Verdünnungseffekt durch das Blut gegeben ist. Dies ist auch der Grund, warum Medikamenten-

---

166 Griechisch „*gaster*" = der Magen; „*enteron*" = der Darm. Der Gastroenterologe befasst sich mit der Vorbeugung, Diagnostik und Therapie von Erkrankungen des Magen-Darm-Traktes sowie der daran beteiligten Organe (Leber, Gallenblase, Bauchspeicheldrüse).
167 Latein „*medicamentum*" = das Heilmittel
168 Trägersubstanz = Vehikel Das Vehikel ist dafür verantwortlich, dass der Wirkstoff nicht vor seinem Wirkungsort zerfällt und somit unwirksam ist.
169 Dieser Vorgang wird als **orale Aufnahme** bezeichnet. Latein „*os*" = Mund, Öffnung
170 Das Medikament kann in Form von Tabletten, Dragees, Kapseln, Filmtabletten, Kaudragees, Tropfen, Lösungen, Säften oder Suspensionen aufgenommen werden.

dosierungen nach dem Körpergewicht berechnet werden, Kinder haben weniger Blut im Kreislaufsystem, die Dosis fällt deshalb geringer aus.

Häufig wird der Wirkstoff an ein Eiweiß gebunden, welches als Transportmittel. dient. Bei Eiweißmangel ist der Transport beeinträchtigt, die Wirksamkeit des Wirkstoffes herabgesetzt.

Die Blutgefäße im Gehirn haben eine spezielle Wand mit einem besonderen Filter, der sogenannten **Blut-Hirn-Schranke**, welche für gewisse Wirkstoffe nicht durchlässig ist. Darum müssen am Gehirn wirksame Medikamente einen ganz bestimmten Aufbau haben, um diese Schranke durchdringen zu können.

Wird das Medikament als Fremdstoff erkannt, ist der Organismus bestrebt, diese Fremdstoffe auszuscheiden. Leber und Niere sind maßgeblich daran beteiligt, aber auch die Ausscheidung über Haut und Lunge ist möglich. Fettlösliche Substanzen werden in der Leber wasserlöslich gemacht, damit sie über die Niere ausgeschieden werden können. Bestimmte Wirkstoffe bzw. deren Abbauprodukte können somit im Harn nachgewiesen werden.

Jeder Wirkstoff hat eine **Halbwertszeit**. Die Halbwertszeit eines Medikamentes gibt an, in welchem Zeitraum die Hälfte des verabreichten Wirkstoffes den Körper wieder verlässt. Nach etwa fünf Halbwertszeiten geht die Medizin davon aus, dass der Wirkstoff den Körper verlassen hat.

Werden mehrere Medikamente gleichzeitig eingenommen, können **Wechselwirkungen** auftreten, d. h. die Wirkung eines Medikamentes wird verstärkt oder abgeschwächt. Diese Hinweise sind dem Beipacktext zu entnehmen.

Die genaue Dosierung eines Medikamentes und die Einhaltung der Einnahmezeiten ist besonders wichtig, um eine optimale Wirkung zu erzielen.

TESTEN SIE IHR KNOW-HOW!

1. Welchen Weg nimmt die Nahrung, wenn Sie eine Mahlzeit zu sich nehmen?
2. Beschreiben Sie wesentliche Funktionen der an der Verdauung beteiligten Organe.
3. Wie entsteht Diabetes mellitus und welche Formen gibt es?
4. Welche Formen der Hepatitis sind Ihnen bekannt und wie können Sie sich davor schützen?
5. Was passiert im Körper, wenn Sie eine Tablette einnehmen?

7. Nieren und ableitende Harnwege

Für körperliches Wohlergehen braucht der Körper unter anderem Luft zum Atmen, Essen und Trinken. Die dabei anfallenden Stoffwechselprodukte werden über Haut, Lunge, Darm und eben auch die Nieren ausgeschieden, wobei wir uns über die Nieren von den sogenannten harnpflichtigen Substanzen und Wasser in Form von Urin trennen.

Die Nieren sind bohnenförmig und liegen beidseits der Wirbelsäule in Höhe des 12. Brustwirbels, sie reichen bis zum 3. Lendenwirbel. Da die Leber sehr viel Platz im rechten Oberbauch in Anspruch nimmt, liegt die rechte Niere etwas tiefer als die linke Niere. Sie sind circa 6 cm breit, 11 cm lang, 4 cm dick und wiegen etwa 120 – 200 Gramm.

Die Nieren sind reich durchblutet, es werden circa 1,3 Liter Blut pro Minute filtriert bzw. wird das gesamte Blut des Menschen circa 300 Mal in 24 Stunden durch die Nieren gepumpt. Obwohl die Nieren sehr klein sind, haben sie lebensnotwendige Aufgaben zu erfüllen.

Diese Aufgaben sind:

- die Bildung von Harn[171]
- die Ausscheidung von Harnstoff (= Endprodukt des Eiweißstoffwechsels)
- die Ausscheidung von Harnsäure (= Endprodukt des Zellkernstoffwechsels)
- die Ausscheidung von Kreatinin (= Endprodukt des Muskelstoffwechsels)
- die Ausscheidung von Fremdstoffen wie Medikamente und Umweltgifte
- die Regulation des Wasser- und Elektrolytehaushaltes
- die Regulation des Säuren-Basen-Haushaltes
- die Kontrolle des Blutdruckes
- die Bildung von Hormonen

Werden diese Aufgaben nicht erfüllt, führt dies innerhalb von 1 – 3 Tagen zum Tod.

---

171 Der Ursprung des Wortes Harn ist Althochdeutsch. Das Wort „haran" bedeutet „das Ausgeschiedene".

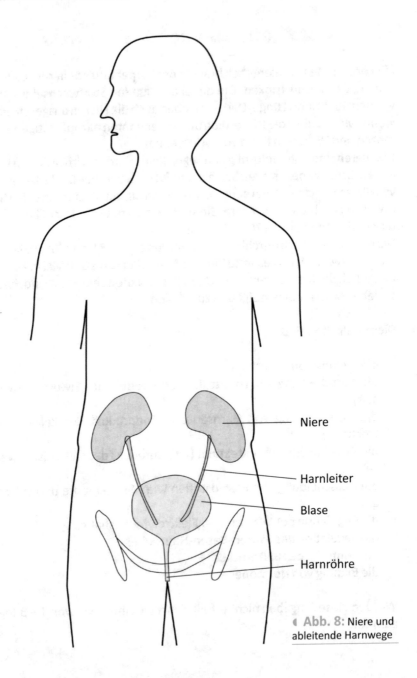

Niere

Harnleiter

Blase

Harnröhre

◀ **Abb. 8:** Niere und
ableitende Harnwege

Jede Niere ist von einem Polster aus Baufett, welcher Schutz vor Druck und
Stoß bietet, umgeben. Niere und Baufett wiederum werden von einem
bindegewebigen Sack, der sogenannten **Nierenkapsel** umhüllt. Diese Nie-

renkapsel ist an der hinteren Bauchwand befestigt und hält die Niere in ihrer Position.

In der außen gelegenen **Nierenrinde** befinden sich Gefäßknäuel, in welchen das Blut filtriert[172] wird. Dieses Filtrat wird auch als **Primärharn**[173] oder **Vorharn** bezeichnet. Es werden im Schnitt 180 Liter Primärharn in 24 Stunden gebildet.

Das **Nierenmark** ist der innere Anteil des Nierengewebes, besteht aus einer Vielzahl von Nierenkanälchen, es erscheint optisch pyramidenförmig und ist für die Rückresorption[174] von Flüssigkeit und Mineralien verantwortlich. So wird der **Sekundärharn**[175] oder **Endharn** gebildet.

Es verbleibt eine Endharnmenge von circa 1,5 Liter pro Tag, die der Mensch ausscheidet. Dieser Vorgang wird über Hormone geregelt. Versagt dieser Regelmechanismus, verliert der Mensch große Mengen Harn, **Flüssigkeitsmangel** und **Austrocknung** sind die Folge.

Ist eine Niere nicht mehr funktionsfähig, übernimmt die zweite Niere die Filtrationsarbeit, ohne Niere ist man jedoch nicht lebensfähig. Die **Dialyse**[176] übernimmt die Filtrationsarbeit der Niere, diese wird im Volksmund auch als **Blutwäsche** bezeichnet.

Im **Nierenkelch** wird der Urin[177] gesammelt und zum **Nierenbecken** weitergeleitet, dieser fließt anschließend über die beiden **Harnleiter** in die **Harnblase.**

Die Harnblase liegt im kleinen Becken hinter dem Schambein und ist mit Schleimhaut ausgekleidet. Im ungefüllten Zustand erscheint sie optisch wie eine schrumpelige Pflaume.

Bei Frauen liegt oberhalb der Harnblase die Gebärmutter. Nach einer oder mehreren Schwangerschaften kann sich die Gebärmutter senken und vermehrt auf die Harnblase drücken, dies führt zum Harndrang. Ebenso wird während einer Schwangerschaft durch Erschlaffung des Gewebes und die zunehmende Ausdehnung der Gebärmutter die Harnblase verdrängt, häufigerer Harndrang ist die Folge.

Die Harnblase dient als Sammelbecken, da ständig Harn aus der Niere träufelt.

---

172 Filtration = Transport von Flüssigkeit durch eine halbdurchlässige Membran, treibende Kraft ist das Druckgefälle zwischen den Membranen (Latein „membrana" = Häutchen).
173 Latein „primarius" = an erster Stelle
174 Latein „resorbere" = aufsaugen; Rückführung von Flüssigkeit und Salzen in den Körper
175 Latein „secundarius" = an zweiter Stelle
176 Griechisch „dialysis" = auflösen
177 Griechisch „ouron" = Wasser; Latein „urinari" = untertauchen

Ab einer Füllmenge von etwa 200 – 300 ml Harn entsteht **Harndrang,** ausgelöst durch den Dehnungsreiz der Harnblase.
Prinzipiell können bis zu 700 ml Harn[178] bewusst zurückgehalten werden, der Blasenschließmuskel selbst ist jedoch ein unwillkürlicher Muskel.
Die Fähigkeit der Blase, Urin zurückzuhalten, wird als **Kontinenz** bezeichnet. Im Zuge der Blasenentleerung wird der Harn über die **Harnröhre** nach außen abgegeben.
Die **männliche Harnröhre** ist circa 25 cm lang und verläuft durch das Glied wobei im hinteren Anteil der Harnröhre die Ausführungsgänge von Prostata und Samenleiter dazustoßen. Das bedeutet, dass über die Harnröhre des Mannes auch die Samenflüssigkeit[179] transportiert wird, daher wird diese auch als **Harnsamenröhre** bezeichnet.

Die **weibliche Harnröhre** ist mit circa 4 cm wesentlich kürzer, über diese werden keine weiteren Körperflüssigkeiten transportiert. Die Harnröhre ist ebenfalls mit Schleimhaut ausgekleidet.

Gesunder Harn beinhaltet keinen Zucker, ist keimfrei[180] und bei ausgewogener Ernährung schwach sauer (pH Wert circa 5,5). Der Geruch ist dadurch leicht säuerlich. Steht Harn einige Zeit an der Luft, kommt es zu bakteriellen Zerfallsprozessen[181] und es entwickelt sich ein typischer stechender Ammoniakgeruch. Die Farbe ist, je nach getrunkener Flüssigkeitsmenge, leicht hellgelb bis dunkelgelb.

Zusammensetzung:

- 95 – 98% Wasser,
- Harnstoff,
- Kreatinin,
- Salze,

---

178 Gesund ist das ständige Zurückhalten von größeren Harnmengen jedoch nicht, Harnwegsinfekte und Rückstau in die Harnleiter können die Folge sein.
179 Siehe Kapitel „Geschlechtsorgane"
180 Da der letzte Abschnitt der Harnröhre nicht keimfrei ist, gelangen beim Urinieren niedrige Keimzahlen in den Harn. Entnimmt man mit einem Einmalkatheter Harn aus der Harnblase, ist dieser keimfrei, ebenso bei der Abnahme eines Mittelstrahlharnes (= erster Anteil der Harnportion wird in die Toilette abgegeben, der Harnstrahl wird unterbrochen, der zweite Anteil der Harnportion wird in das Untersuchungsgefäß abgegeben, der Harnstrahl wird nochmals unterbrochen und der letzte Anteil wird wieder in die Toilette abgegeben.)
181 Dabei wird Harnstoff in Ammoniak umgewandelt.

- Harnfarbstoff[182],
- Hormone,
- wasserlösliche Vitamine,
- evtl. Medikamentenreste.

Da Nierenbecken, Harnleiter, Harnblase und Harnröhre nicht an der Harn-produktion beteiligt sind, werden diese als **ableitende Harnwege** be-zeichnet.

7.1. Erkrankungen der Nieren und der ableitenden Harnwege

7.1.1. Harnwegsinfekt

Bei einem Harnwegsinfekt entzündet sich die Schleimhaut, die die ab-leitenden Harnwege auskleidet. Im Regelfall ist die Harnröhre und /oder die Blase davon betroffen, es ist jedoch auch möglich, dass die Harnleiter und/oder das Nierenbecken betroffen sind. Deshalb spricht man, je nach betroffenem Abschnitt, von einer **Harnröhrenentzündung**, einer **Blasen-entzündung** oder von einer **Nierenbeckenentzündung**.
Die häufigsten Auslöser sind Bakterien, welche vom After zur Harnröhre ge-langen, dort eindringen und aufsteigen. Da Frauen eine wesentlich kürzere Harnröhre haben und die Distanz zwischen After und Harnröhreneingang wesentlich geringer ist als bei Männern, sind Frauen deutlich häufiger betroffen als Männer. Bei der Intimtoilette sollten deshalb Frauen immer von der Scheide Richtung Harnröhrenausgang wischen, damit Darmkeime keine Infektion verursachen können.
Männer sind meist erst nach dem 60. Lebensjahr betroffen, da sich im zunehmenden Alter oftmals die Prostata vergrößert und dadurch die Harn-röhre einengt. Dadurch kann nicht der gesamte Harn aus der Blase ausge-schieden werden, diese verbleibende Harnmenge wird auch als **Restharn** bezeichnet. Im Restharn können sich Keime sehr gut vermehren, es kommt dadurch zur Infektion der Blasenschleimhaut.

Typische Symptome sind:

- häufiger Harndrang,
- brennender Schmerz beim Urinieren,

---

182 Der Harnfarbstoff ist ein Abbauprodukt des roten Blutfarbstoffes, welcher über die Niere in sehr geringen Mengen ausgeschieden wird.

- geröteter Harnröhreneingang,
- Schmerzen im Nieren- und/oder Blasenbereich,
- evtl. trüber Harn,
- evtl. Fieber (speziell bei Nierenbeckenentzündung).

Blase und Harnröhre werden durch verstärktes Trinken gut durchgespült und dadurch auch gereinigt. Preiselbeerprodukte und spezielle Blasentees haben sich zur Unterstützung sehr bewährt.
Eine erste Diagnose kann über einen **Harnstreifentest**, der in jeder Apotheke erhältlich ist, erstellt werden. Die exakte Abklärung und Behandlung von Harnwegsinfekten durch einen Arzt ist aber wichtig, da diese aufsteigen und dauerhafte Funktionsstörungen auslösen können.

Speziell soll hier auch noch angemerkt werden, dass die dauerhafte Einnahme von Abführmitteln, insbesondere bei Frauen, immer wiederkehrende Harnwegsinfekte auslösen kann. Das Abführmittel wird eingenommen, Durchfall wird ausgelöst. Um die Unterwäsche nicht zu beschmutzen, werden oftmals Einlagen verwendet. In der Einlage verteilen sich Stuhlreste, die Darmkeime gelangen mühelos zum Harnröhreneingang, ein Harnwegsinfekt entsteht. Dieser wird oft mit einem Antibiotikum behandelt, eine der Nebenwirkungen ist jedoch oftmals Durchfall. Die Behandlung des Harnwegsinfektes wird dadurch schwieriger, da wieder Darmkeime zur Harnröhre vordringen und womöglich einen neuen Infekt auslösen, es entsteht ein regelrechter Teufelskreis.

7.1.2. Nierensteine

Nierensteine entstehen sehr häufig durch zu geringe Flüssigkeitszufuhr. Feste Urinbestandteile (Salze) kristallisieren aus und blockieren die harnableitenden Wege. Ebenso spielen Ernährungsgewohnheiten eine Rolle, diese fallen jedoch nicht so sehr ins Gewicht.
Feine Nierensteine werden auch als Grieß bezeichnet und sind eher Zufallsbefunde, da sie zumeist mit dem Urin ausgeschieden werden. Je nachdem, wo sich Steine bilden, spricht man von Nieren- und/oder Blasensteinen.
Gesundheitliche Probleme treten insbesondere dann auf, wenn ein Stein die harnableitenden Wege blockiert und den Harnabfluss enorm behindert. Die Niere bzw. Blase zieht sich stark zusammen, weil sie das Hindernis über-

winden möchte. Dieser Zustand wird als **Nierenkolik**[183] bzw. **Blasenkolik** bezeichnet und ist sehr schmerzhaft. Laut Aussagen von Betroffenen ist es einer der unerträglichsten Schmerzen überhaupt.

Häufige Symptome sind:

- Probleme beim Urinieren,
- Blasen- und/oder Nierenkoliken,
- Schmerzen im Bereich der Niere und/oder Blase,
- Rückstau des Harnes im Nierenbecken.

Die Diagnose und Therapie erfolgt über den Facharzt für Urologie. Je nach chemischer Zusammensetzung können eine Vielzahl von Nieren- und Blasensteinen mit speziellen Verfahren zertrümmert werden, Operationen sind trotz dieser neuen Verfahrenstechniken nicht ausgeschlossen.

7.1.3. Inkontinenz[184]

Je nach Ursache wird die Inkontinenz in folgende Grundformen eingeteilt:

7.1.3.1. *Syndrom der überaktiven Blase*

Hierbei tritt ein plötzlicher unüberwindlicher Harndrang auf, der nicht mehr zu steuern ist. Eine Toilette muss sofort und gleich aufgesucht werden. Dieser akute Harndrang tritt zumindest acht Mal in 24 Stunden auf und wird als sehr belastend empfunden. Zu Beginn kann oft die Toilette noch rechtzeitig erreicht werden (= **Syndrom der überaktiven Blase ohne Inkontinenz**), bei fortschreitender Grunderkrankung kommt es aber immer wieder dazu, dass die Toilette nicht mehr rechtzeitig erreicht werden kann (= **Syndrom der überaktiven Blase mit Inkontinenz**).
Die häufigsten Ursachen dafür sind Harnwegsinfekte und Blasensteine. Oftmals kann aber auch keine Ursache gefunden werden und die Therapie kann dann nur symptomatisch erfolgen.

---

183 Als Kolik bezeichnet man das krampfartige Zusammenziehen eines Hohlorganes, welches glatte Muskulatur besitzt. Die Schmerzen sind wehenartig und unkontrollierbar. Ursprüngliche Bezeichnung des Begriffes Kolik: griechisch *„am Darm leidend"* (*„colon"* = der Dickdarm); die ersten Koliken wurden ursprünglich im Bereich des Darmes beschrieben.
184 Latein *„in-"* = un, nicht. Latein *„continenzia"* = das Zurückhalten. Harninkontinenz meint das Unvermögen, Harn bewusst zurückhalten zu können.

7.1.3.2. Stress- oder Belastungsinkontinenz

Bei dieser Form wird die Inkontinenz durch Belastungen wie Heben und Tragen von Lasten oder durch Niesen und Husten ausgelöst. Der Druck im Bauchinnenraum wird dadurch erhöht, Harnverlust (oft auch nur tröpfchenweise) ist die Folge.
Die Stress- oder Belastungsinkontinenz wird in drei Grade eingeteilt.

1. Grad: tröpfchenweiser Harnverlust beim Husten und Niesen
2. Grad: Harnverlust beim Aufstehen, Hinsetzen, Stiegen steigen
3. Grad: Harnverlust im Liegen, bei Bewegung ohne Anstrengung wie beim Lagewechsel

Frauen sind häufiger betroffen, da es im Zuge von Schwangerschaft und Geburt zur Schwächung der Beckenbodenmuskulatur kommen kann. Die Organe im kleinen Becken senken sich, die Gebärmutter drückt auf die Blase. Deshalb ist in vielen Fällen die Beckenbodengymnastik nach der Geburt von besonderer Bedeutung.

7.1.3.3. Überlaufinkontinenz

Ist die Blase aufgrund eines Abflusshindernisses ständig überfüllt, träufelt ständig Harn durch den Schließmuskel, bedingt durch den hohen Druck in der Harnblase. Der Harn kann sich über die beiden Harnleiter in die Nieren zurückstauen und schwere Nierenfunktionsstörungen, bis hin zum Nierenversagen, auslösen.
Beim Mann ist die vergrößerte Prostata, welche unterhalb des Ausganges der Harnblase liegt, die häufigste Ursache. Eine Operation ist in diesem Fall dann die Therapie der Wahl.

7.1.3.4. Reflexinkontinenz

Aufgrund von neurologischen Erkrankungen, wie z. B. Querschnittslähmung oder Multipler Sklerose, sind Nervenbahnen, welche die Blasenentleerung steuern, unterbrochen. Die Behandlung der Reflexinkontinenz erfolgt in Absprache mit dem Neurologen und Neurochirurgen.

Inkontinenz ist nach wie vor ein **Tabuthema** unserer Gesellschaft! Viele davon betroffene Menschen suchen deshalb keinen Arzt auf und meiden das gesellschaftliche Leben. Statistiker gehen deshalb von einer sehr hohen Dunkelziffer aus. Der Facharzt für Urologie[185] sowie der Facharzt für Gynäkologie[186] können fachkompetente Beratung bzw. Therapie anbieten. Die Urologie beschäftigt sich mit der Diagnose und Therapie von Erkrankungen der Nieren und der harnableitenden Wege, aber auch mit der Diagnose und Therapie der männlichen Geschlechtsorgane. Dazu gehören Hoden, Nebenhoden, Hodensack, Samenleiter, Samenbläschen, Penis und Prostata. Die Gynäkologie befasst sich mit der Frauenheilkunde, also der Diagnose und Therapie der Erkrankungen der weiblichen Geschlechtsorgane (Eierstöcke, Gebärmutter und Scheide) sowie der Schwangerschaft und Geburtshilfe.

7.1.4. Nierenkrebs

Nierenkrebs tritt sehr selten auf.

Folgende Ursachen führen gehäuft zu Nierenkrebs:

- Rauchen,
- chronische Nierenfunktionsstörungen,
- langjährige Einnahme von Schmerzmitteln,
- Blei im Blut z. B. aus alten Wasserleitungen mit Bleirohren.

Die häufigsten Symptome sind:

- Müdigkeit,
- Mattigkeit,
- Gewichtsverlust,
- Schmerzen im Nierenbereich,
- evtl. Blut im Harn (oft mit freiem Auge nicht sichtbar).

Typisch für den Nierenkrebs ist, dass bei ca. 70% der Betroffenen die Diagnose ein Zufallsbefund ist. Die Therapie wird vom Nephrologen[187] festgelegt.

---

185 Griechisch „ouron" = Wasser; Latein „urinari" = untertauchen Griechisch „logos" = die Lehre
186 Griechisch „gyne" = die Frau
187 Griechisch „nephros" = die Niere, „logos" = die Lehre. Die Nephrologie ist eine Spezialisierung des Fachgebietes innerhalb der Urologie. Sie beschäftigt sich ausschließlich mit der Vorbeugung, Diagnose und Therapie von Nierenerkrankungen.

7.1.5. Blasenkrebs

Blasenkrebs ist die fünfthäufigste Krebsart in Europa. Bei Blasenkrebs entarten die Schleimhautzellen der Blase bösartig.

Als Ursache werden folgende Risiken diskutiert:

- Rauchen,
- Benzidin,[188]
- Süßungsmittel,[189]
- chronische Entzündungen der Blase,
- Bestrahlungen im Zuge einer Therapie bei anderen Krebserkrankungen,
- Nebenwirkung von verschiedenen Medikamentengruppen.

Die häufigsten Symptome sind:

- Blut im Harn jedoch ohne Schmerzen ,
- Schmerzen treten erst dann auf, wenn eine Harnabflussstörung besteht.

Oftmals wird im Zuge der Therapie die Harnblase entfernt, der Harn wird über einen künstlich angelegten Abfluss[190] über die Bauchdecke abgeleitet. Dies ist für die Betroffenen oftmals eine enorme psychische Belastung, die Teilnahme am gesellschaftlichen Leben (Beruf, Sport, Mode, Partnerschaft) ist unter Umständen eingeschränkt.

7.1.5. Nierenversagen

Das **akute Nierenversagen** tritt innerhalb weniger Stunden bis Tage auf und kann unter bestimmten Voraussetzungen wieder ausheilen.

---

188 Benzidin ist eine chemische Verbindung die in der Chemie-, Leder- und Stahlindustrie Anwendung findet. Friseure, Zahntechniker und Automechaniker haben beruflichen Kontakt mit dieser Substanz.

189 Süßungsmittel sind Lebensmittelzusatzstoffe, welche diesen einen süßen Geschmack verleihen. Diese Süßungsmittel sind in flüssiger und fester Form erhältlich.

190 Dieser Abfluss wird als Urostoma bezeichnet. Griechisch *„ouron"* = Wasser; *„stoma"* = Mund, Öffnung

Die häufigsten Ursachen sind:

- zu geringer Blutdruck in der Niere (das Blut kann nicht mehr mit ausreichendem Druck durch das Filtersystem gepumpt und gefiltert werden),
- starke Austrocknung durch enormen Flüssigkeitsmangel,
- akute Nierenerkrankungen wie schwere Entzündungen oder Verletzungen,
- Medikamentennebenwirkung,
- Vergiftungen der Niere.

Das **chronische Nierenversagen** tritt schleichend auf.

Die häufigsten Ursachen sind:

- Zerstörung der feinen Nierengefäße durch Grunderkrankungen wie bei Diabetes mellitus,
- chronische Nieren- und/oder Blasenerkrankungen,
- schleichend auftretende Nebenwirkungen nach langjähriger Medikamenteneinnahme bestimmter Medikamentengruppen,
- chronische Vergiftungen.

Die häufigsten Symptome des akuten und chronischen Nierenversagens sind:

- sehr geringe bis keine Harnmengen,
- Harn ist sehr dunkel und konzentriert,
- Veränderungen der Blutwerte (Anstieg der harnpflichtigen Substanzen),
- Flüssigkeitseinlagerungen im Gewebe.

Der Anstieg der harnpflichtigen Substanzen im Blut führt zu einer **Harnvergiftung**, welche lebensbedrohlich ist.
Die Behandlung der Grunderkrankung sowie die Dialyse[191] (= Blutwäsche), welche vorübergehend oder lebenslang sein kann, stehen im Vordergrund. Die Dialyse erfolgt in speziellen Dialysezentren, 2 – 3 Blutwäschen pro Woche[192] sind üblich, daher haben Dialysepatienten mit großen Umstellungen im täglichen Leben zu rechnen. Die Flüssigkeitszufuhr sowie die Aufnahme

---

191 Griechisch „*dialysis*" = auflösen
192 Eine Blutwäsche dauert im Durchschnitt 4 – 5 Stunden.

bestimmter Lebensmittel und Speisen, wie besondere Einschränkungen von stark salzhaltigen Speisen, ist genau geregelt, damit der Körper nicht überlastet wird. Die Patienten werden ernährungsmedizinisch beraten und begleitet.

Erleichterung würde eine Nierentransplantation bedeuten. Allerdings müssen betroffene Patienten sehr lange, oft einige Jahre auf ein passendes Spenderorgan warten. Ergänzend muss gesagt werden, dass nach der Operation lebenslang Medikamente eingenommen werden müssen, um einer Abstoßungsreaktion vorzubeugen.
Eine transplantierte Niere funktioniert etwa 15 – 20 Jahre, so lebt z. B. Niki Lauda bereits mit der zweiten transplantierten Niere.

TESTEN SIE IHR KNOW-HOW!

1. Beschreiben Sie den Weg von der Aufnahme bis zur Ausscheidung, den die Flüssigkeit nimmt, wenn Sie ein Glas Wasser trinken.
2. Welche Störungen können in den Nieren und dem harnableitenden System auftreten?

8.   Das endokrine[193] System

8.1.   Hormone[194]

Unser Körper besteht aus Organen und Gewebe, die, da sie voneinander abhängig sind, zusammenarbeiten müssen, um funktionieren zu können. Eine unbewusste Steuerung dieser Körperabläufe erfolgt über das endokrine System, das über seine chemischen Botenstoffe, den Hormonen, regulierend eingreift.

Die Produktion der Hormone erfolgt im endokrinen Gewebe, Drüsen mit innerer Sekretion. Diese Drüse geben ihr **Inkret** (= Hormon) direkt in die Blutbahn oder einen Lymphweg ab. Auf diesem Weg gelangen die Hormone zu ihrem Ziel, wo dann ihre Wirkung einsetzt. Zusammen mit dem Nervensystem, speziell dem Gehirn, steuern, koordinieren und regulieren sie die Organfunktionen. Je nach Rückmeldung aus dem Körper wird die Hormonbildung reduziert oder gesteigert, wobei sich die Hormondrüsen gegenseitig beeinflussen und damit zusätzlich für einen reibungslosen Funktionsablauf sorgen.

Hormone, die ihre Zielzelle erreicht haben, docken an deren Bindungsstellen an und aktivieren diese mit unterschiedlichen Auswirkungen.

Sobald die Hormone ihre Aufgaben erfüllt haben, werden sie entweder direkt vor Ort abgebaut oder zur Leber transportiert und unwirksam gemacht. Wasserlösliche Abbauprodukte werden über die Niere ausgeschieden.

Zum endokrinen Gewebe zählen:

* die Hirnanhangsdrüse,
* die Zirbeldrüse,
* der Hypothalamus,
* die Schilddrüse,
* die Nebenschilddrüsen,
* bestimmte Zellen der Bauchspeicheldrüse,
* die Eierstöcke,
* die Hoden und
* die Nebennieren.

---

193 Griechisch „endo" = von innen
194 Griechisch „hormon" = antreiben, erregen; Hormone sind eine Entdeckung des frühen 20. Jahrhunderts, 1905 wurde der Begriff erstmals publiziert.

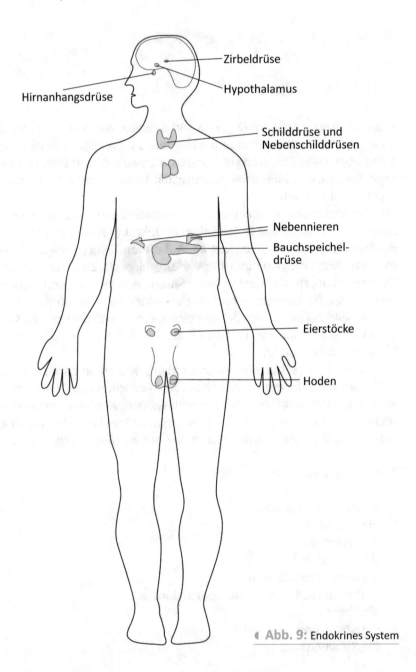

Zirbeldrüse

Hypothalamus

Hirnanhangsdrüse

Schilddrüse und
Nebenschilddrüsen

Nebennieren

Bauchspeichel-
drüse

Eierstöcke

Hoden

◀ **Abb. 9:** Endokrines System

Die wichtigsten Aufgaben sind:

- der Fortbestand des Menschen durch Auslösung der Reifung der Eizellen und Samenzellen, Steuerung der Befruchtung und Einnistung

der Eizelle, Entwicklung des Kindes im Mutterleib, die Geburt und die Produktion der Muttermilch,

* Wachstum von Muskeln, Knochen und Gewebe,
* Regulierung des Wasser-, Elektrolyte- und Nährstoffhaushaltes,
* Aufrechterhaltung wesentlicher Körperfunktionen.

Hormone als Informationsträger wirken entweder direkt auf das Zielorgan oder werden, vergleichbar einer Kettenreaktion, von einem anderen Hormon aktiviert.

Hirnanhangsdrüse

In einer Vertiefung der Schädelbasis, dem sogenannten **Türkensattel,** sitzt die kleine bohnenförmige Hirnanhangsdrüse. Sie bildet eine Reihe von Hormonen, welche direkt auf das Zielorgan wirken oder aber andere Hormone aktiviert bzw. bremst.

Die Hirnanhangsdrüse ist die wichtigste Drüse, denn die von ihr gebildeten Hormone steuern die meisten anderen Hormondrüsen, deshalb wird sie auch „Chefdirigent" genannt.

Beispielsweise produziert die Hirnanhangsdrüse das Hormon, das für die Auslösung der Geburtswehen verantwortlich ist oder aber auch die Hormone, welche für die Rückgewinnung des Großteils der Flüssigkeit des Primärharns zuständig sind.

Erkrankungen der Hirnanhangsdrüse lösen eine Reihe von hormonell bedingten Störungen aus.

Hypothalamus[195]

Der Hypothalamus ist ein Abschnitt des Zwischenhirns. Er steuert die Hormonausschüttung anderer Hormondrüsen, bildet aber auch selbst direkt wirksame Hormone, dazu gehört das sogenannte Glückshormon.

8.1.1. Zirbeldrüse[196]

Die Zirbeldrüse befindet sich im Zwischenhirn und ist für die Produktion des Hormons zuständig, welches für den Schlaf-Wach-Rhythmus zuständig ist. Dieses System gerät z. B. bei Langstreckenflügen aus den Fugen, wenn sich der Rhythmus um 8 – 12 Stunden verschiebt (= Jetlag[197]).

---

195 Griechisch „hypo" = unter; „thalamus" = Zimmer, Kammer
196 Die Zirbeldrüse ähnelt optisch einem Zapfen der Zirbe, deshalb wurde sie so benannt.
197 Englisch „jet" = Düsenflugzeug; „lag" = Zeitdifferenz

8.1.2. Schilddrüse und Nebenschilddrüsen

Die Schilddrüse und die Nebenschilddrüsen sitzen vor dem Kehlkopf und dem oberen Teil der Luftröhre. Sie sind verantwortlich für die Bildung von Schilddrüsenhormonen.

Deren Hauptaufgaben sind:

- Energiestoffwechsel und Wachstum einzelner Zellen des Gesamtorganismus,
- Hemmung des Knochenabbaus durch Einlagerung von Kalzium und Phosphat in die Knochensubstanz,
- Speicherung von Jod.[198]

8.1.3. Nebennieren

Die Nebennieren sitzen an den oberen Polen der Nieren und produzieren Hormone, die für die Regulation von Kalium und Natrium im Blut verantwortlich sind. Es werden hier auch Hormone, die das Immunsystem dämpfen und in geringen Mengen männliche Sexualhormone gebildet.
Die Nebennieren sind auch für die Produktion von Stresshormonen[199] (und deren Gegenspieler) verantwortlich. Diese Tatsache kann in bedrohlichen Lebenssituationen lebensrettend sein, so werden alle Kraftreserven mobilisiert um die Flucht ergreifen zu können. Dabei erhöhen sich Herzschlag, Blutdruck, Atemfrequenz und Muskelspannung, kalter Schweiß und Pupillenerweiterung folgen – Angstgefühle und Zittrigkeit setzen erst dann ein, wenn die Gefahrensituation gemeistert ist. Diese Situation kennen Sie sicherlich auch von Test- und Prüfungssituationen.

8.1.4. Spezielle Zellen der Bauchspeicheldrüse – Langerhans[200]-Inseln

Die Langerhans-Inseln befinden sich in der Bauchspeicheldrüse und sind maßgeblich am Insulinhaushalt beteiligt. Der genaue Mechanismus ist im Kapitel „Magen-Darm-Trakt", Abschnitt „Bauchspeicheldrüse" erklärt. Zwecks des besseren Verständnisses regen wir eine Wiederholung des Abschnittes an.

---

198 Um den Jodmangel vorzubeugen, ist das Speisesalz in Österreich seit 1963 jodiert.
199 Im Volksmund: „Der Adrenalinspiegel steigt"
200 Dieser Zelltyp wurde 1869 von Paul Langerhans entdeckt und nach ihm benannt.

8.1.5. Eierstöcke

Die weiblichen Hormone **Östrogen** und **Progesteron** bewirken die Reifung des Eies im Rahmen des Zyklus und damit den Eisprung. Die Reifung des Eies und der Ablauf des weiblichen Zyklus ist im Kapitel „Weibliche und männliche Geschlechtsorgane", Abschnitt „Weibliche Geschlechtsorgane" detailliert dargestellt. Wir empfehlen die Wiederholung des Abschnittes. In geringen Mengen bilden Frauen auch männliche Geschlechtshormone.

8.1.6. Hoden

Die Hoden produzieren Samenzellen und das männliche Geschlechtshormon **Testosteron**, welches für die Reifung der Spermien, aber auch für die Ausprägung der männlichen Merkmale im Rahmen der Pubertät verantwortlich ist. Es ist auch für den Aufbau der Muskelmasse verantwortlich, der Grund, warum Männer prinzipiell einen höheren Muskelmasseanteil[201] im Vergleich zu Frauen haben.
In geringen Mengen bilden Männer auch weibliche Geschlechtshormone.

8.2. Störungen des hormonellen Systems

8.2.1. Fehlfunktionen des Hypothalamus

Hunger-, Durst-, Sexualverhalten und der Schlaf-Wach-Rhythmus werden durch eine Fehlfunktion des Hypothalamus gestört.
Störungen des Hypothalamus haben Auswirkungen auf die Hirnanhangsdrüse und in weiterer Folge auf die Nebennierenrinde.

8.2.2. Funktionseinschränkungen der Hirnanhangsdrüse

Die häufigste Ursache für veränderte Hormonausschüttungen der Hirnanhangsdrüse sind Tumore in diesem Bereich.
Dies wirkt sich bei Frauen auf die Funktion der Eierstöcke aus und führt zu Störungen des Eisprungs (die Struktur der Eierstöcke ist aber dabei nicht krankhaft verändert). Nach erfolgreicher Therapie setzt die Funktion der Eierstöcke wieder zur Gänze ein.

---

201 Dieses Wissen wird im Rahmen des Dopings missbraucht, indem bewusst zusätzliche Dosen männlicher Geschlechtshormone verabreicht werden. In der Bodybuilderbranche sieht man deshalb sehr oft stark vermännlichte Frauen.

Bei Männern wird eine Störung der Hoden hervorgerufen, die Produktion von Samenzellen ist dadurch beeinträchtigt. (Auch hier liegt keine organische Funktionsstörung der Hoden vor.)

8.2.3. Fehlfunktionen der Zirbeldrüse

Wird die Zirbeldrüse in ihrer Funktion gestört bzw. durch einen Tumor zerstört, hat dies eine maßgebliche Auswirkung auf die Entwicklung der Genitalien. Es kommt bei Erwachsenen zu einer übermäßigen, bei Kindern zu einer vorzeitigen Entwicklung der Geschlechtsmerkmale.
Der Schlaf-Wach-Rhythmus kann ebenfalls gestört sein (unsere innere Uhr gerät aus dem Gleichgewicht).

8.2.4. Fehlfunktionen der Schilddrüse

8.2.4.1. *Schilddrüsenüberfunktion*

Im Rahmen der Schilddrüsenüberfunktion werden vermehrt Schilddrüsenhormone ausgeschüttet, diese lösen eine Reihe von Fehlfunktionen aus.

Typische Symptome sind:

- Schweißausbrüche,
- Zittern,
- beschleunigter Herzschlag,
- Gewichtsverlust,
- Nervosität,
- weit hervortretende Augen.

Oftmals wird die Überfunktion ausgelöst durch

- Autoimmunprozesse[202] in der Schilddrüse,
- unkontrollierte Hormonproduktion der Schilddrüse,
- überhöhte Gaben von Schilddrüsenhormonen als Medikament.

Die Diagnose und Therapie erfolgt über den Facharzt für Endokrinologie[203], einem Fachgebiet der Inneren Medizin.

---

202 Der Körper bildet aufgrund einer Fehlfunktion des Immunsystems Abwehrzellen gegen eigene Körperzellen.
203 Griechisch *„endo"* = innen; *„krinein"* = entscheiden, abscheiden

8.2.4.2. Schilddrüsenunterfunktion

Durch die verminderte Ausschüttung von Schilddrüsenhormonen läuft der Stoffwechsel der betroffenen Personen langsamer.

Typische Symptome sind:

- Müdigkeit,
- Trägheit,
- Einschränkungen der körperlichen und geistigen Leistungsfähigkeit,
- Gewichtszunahme,
- Depression,
- mögliche Unfruchtbarkeit.

Häufige Ursachen sind:

- angeboren,
- operative Teilentfernung der Schilddrüse,
- Jodmangel mit möglicher Kropfbildung,
- Krebserkrankungen mit Schilddrüsenbeteiligung.

Die fehlenden Schilddrüsenhormone können medikamentös zugeführt werden.
Bleibt bei Kleinkindern die Schilddrüsenunterfunktion unbehandelt, kann dies zu Kleinwuchs und einer gestörten Entwicklung der Sexualität führen.

8.2.6.   Fehlfunktionen der Nebenniere

Die Nebenniere bildet Cortisol[204] im menschlichen Körper. Es ist für wesentliche Vorgänge im Zuge des Eiweiß-, Fett- und Kohlenhydratstoffwechsels verantwortlich, Corstisol ist aber auch ein wichtiges Stresshormon.
Bei einer vermehrten Hormonausschüttung bildet sich das typische Mondgesicht[205], psychische Veränderungen im Sinne einer Depression, Bluthockdruck und Antriebsarmut folgen.
Ein erhöhter Cortisolspiegel schädigt auf Dauer das Immunsystem, welches dann maßgeblich eingeschränkt ist.

---

204 Der Begriff „Cortisol" leitet sich vom lateinischen Begriff „*cortex*"(= Rinde) ab.
205 Das Gesicht ist dabei stark aufgedunsen, auch die Lippen und das Kinn nehmen an Volumen zu. Werden cortisonhältige Medikamente in erhöhten Dosen zugeführt, ist die Entstehung des Mondgesichtes eine typische Nebenwirkung.

8.2.7. Fehlfunktion der Langerhans-Inseln

Der Entstehungsmechanismus des Diabetes mellitus ist im Kapitel „Magen-Darm-Trakt", Abschnitt „Erkrankungen des Magen-Darm-Traktes" ausführlichst erläutert.

TESTEN SIE IHR KNOW-HOW!

1. Was sind Hormone?
2. Welche Aufgaben und Funktionen haben diese?
3. Was passiert, wenn das endokrine System aus dem Gleichgewicht gerät? (Nennen Sie Beispiele)

9.   Gehirn und Nervensystem

Unaufhörlich transportieren unsere Nerven Informationen vom und zum Gehirn, unabhängig davon ob wir wach sind oder schlafen.
Jede unserer Bewegungen, ein Zwinkern mit dem Auge, das Steuern eines Autos oder unsere Träume, alles hängt vom Funktionieren unseres Nervensystems ab. Dieses hochkomplizierte Netzwerk zieht sich durch den ganzen Körper und leitet Befehle weiter, sodass Muskeln und Organe in Aktion treten können.
Höhere Funktionen, wie das Gedächtnis oder etwa das Treffen von Entscheidungen finden im Gehirn statt, die übrigen Sinneswahrnehmungen werden über das Nervensystem zum Gehirn geleitet. Von hier werden Befehle weitergeleitet, um Bewegungen und Reaktionen des Körpers zu steuern.

Das Nervensystem wird folgendermaßen eingeteilt (s. Abbildung 10):

- **Zentrales Nervensystem (ZNS):** Gehirn und Rückenmark,
- **Peripheres Nervensystem**[206] **(PNS):** Hirn- und Rückenmarksnerven,
- **Vegetatives Nervensystem**[207] **(VNS)** oder auch **autonomes Nervensystem**[208] genannt: Sympathikus[209] und Parasympathikus[210].

Die Zentralen des Nervensystems befinden sich mit dem Gehirn im knöchernen Schädel und dem Rückenmark im Wirbelkanal der Wirbelsäule. Der Rest des Nervensystems verzweigt sich wie ein stark verästelter Baum im gesamten Körper. Nervenfasern können bis zu einen Meter lang werden und sind die längsten Zellen im Körper.

Mikroskopisch betrachtet setzt sich das Nervengewebe aus **Nervenzellen**, bestehend aus **Zellleib** und seinen **Fortsätzen** zusammen. Eine Vielzahl von Zellleibern erscheint für unsere Augen grau, eine Ansammlung von Fortsätzen weiß, deshalb sprechen wir von **grauer** und **weißer Substanz**. Neben der weißen und grauen Substanz gibt es beim Nervengewebe noch ein **Stütz- und Hüllgewebe**, welches neben der Stützfunktion auch die Aufgabe hat, die Nervenzellen mit Nährstoffen zu versorgen, gegeneinander

---

206 Latein/Griechisch „*peripherie*" = Umgebung, Umfeld
207 Latein „*vegetare*" = beleben, anreizen
208 Griechisch „*autos*" = selbständig, „*nomos*" = Gesetz; sich selbst Gesetze gebend. Biologisch festlegende, automatisch ablaufende körperliche Vorgänge werden angepasst und reguliert.
209 Griechisch „*sympathesis*" = Mitempfindung
210 Griechisch „*para*" = daneben; das Nervensystem nebst dem Sympathikus

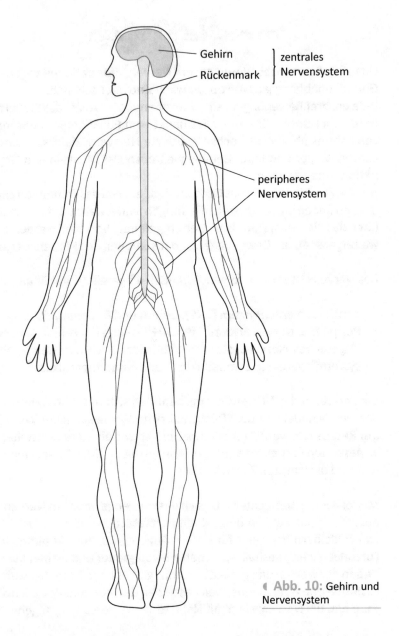

Gehirn
Rückenmark

zentrales
Nervensystem

peripheres
Nervensystem

◀ **Abb. 10:** Gehirn und
Nervensystem

zu isolieren und vor schädlichen Einflüssen zu schützen. Unter „vor schädlichen Einflüssen schützen" versteht man, dass bestimmte Medikamente
oder Giftstoffe nicht den Weg ins Gehirn finden können.
Diese sogenannte **Blut-Hirn-Schranke** wird erst im 1. Lebensjahr ausgebildet, deshalb kann eine schwere Gelbsucht bei einem Neugeborenen zu
einer massiven Hirnschädigung führen.

Über Nervenzellen werden schwache elektrische Reize weitergleitet und diese Informationen werden mit hoher Geschwindigkeit (bis zu 400km/h) verarbeitet. Dadurch werden Reaktionen in Bruchteilen von Sekunden möglich. Im Gegensatz dazu kann es über Stunden dauern, bis ausgeschüttete Hormone ihre Wirkung im Körper entfalten.

9.1. Die Einteilung des Gehirns und dessen Aufgaben:

9.1.1. Großhirn

Hier erfolgt das Denken, das Erteilen von Befehlen an die Skelettmuskulatur und das Aufnehmen von Sinnesempfindungen.
Das Großhirn ist zur Oberflächenvergrößerung in Falten gelegt, dadurch entstehen dazwischen Furchen. Außen, in der **Hirnrinde**, finden wir die bereits erwähnte graue Substanz, innen das **Hirnmark** mit weißer Substanz. Mithilfe seiner Unterteilungen, der sogenannten **Rindenfelder**, nimmt das Großhirn verschiedene Wahrnehmungen auf und verarbeitet diese.

9.1.2. Zwischenhirn

Das Zwischenhirn ist der Sitz vieler vegetativer Zentren.

9.1.3. Mittelhirn

Das Mittelhirn ist die Schaltstelle für Sehen und Hören.

9.1.4. Kleinhirn

Das Kleinhirn steuert die Koordination der Körperbewegungen und stabilisiert das Gleichgewicht.

9.1.5. Brücke

Durch quer verlaufende Fasern verbindet die Brücke das Großhirn mit dem Kleinhirn

9.1.6. Verlängertes Rückenmark

Atmen, Schlucken, Husten und der Kreislauf werden im verlängerten Rückenmark gesteuert. Es ist ein Teil des Hirnstammes.

Kurz erwähnt seien besondere Anteile des Gehirns:

- **Pyramidenbahn:** Mit Ursprung in der Hirnrinde ist sie für die Versorgung der Skelettmuskulatur in der Peripherie zuständig.
- **Extrpyramidalbahn:** Der Ursprung sitzt im Hirnstamm, erhält ihre Impulse aus dem Gehirn für Aufgaben wie Regelung der Muskelspannung, Koordination von Bewegungen, Augen- und Kopfbewegungen und des Gleichgewichts.
- **Limbisches System:** Die Struktur des limbischen Systems liegt im Großhirn im Balken und ist für die seelischen Vorgänge des Menschen zuständig. Es ist eine Ansammlung komplizierter Strukturen in etwa der Mitte des Gehirns, welche den Hirnstamm wie einen Saum[211] umgeben.

9.2. Das Rückenmark

Bei Erwachsenen ist das Rückenmark circa 45 cm lang und endet in Höhe des 1. – 2. Lendenwirbels, bedingt dadurch, dass die Wirbelsäule schneller wächst als das Rückenmark. Eine **Lumbalpunktion** (= Punktion und Untersuchung der Rückenmarksflüssigkeit) wird zwischen den 4. und 5. Lendenwirbel durchgeführt, hier können keine Schäden des Rückenmarks ausgelöst werden. Ebenso wird der sogenannte **Kreuzstich**, eine lokale Betäubung der unteren Körperhälfte, im Rahmen von Geburten, Kaiserschnitten oder diversen operativen Eingriffen in der unteren Körperregion angewendet.
Der Durchmesser des Rückenmarks beträgt etwa 1 cm. Schneidet man es waagrecht durch, kann man, wie beim Gehirn, graue und weiße Substanz sehen, allerdings umgekehrt, außen die weiße Substanz, welche die innere, schmetterlingsförmige graue Substanz umgibt.
Das Rückenmark wird in 31 – 32 Segmente eingeteilt, ebenso viele **Rückenmarksnervenpaare** entspringen daraus und bilden dann den Ausgang für das periphere Nervensystem.

---

211   Latein *„limbus"* = Saum

9.3. Hirn- und Rückenmarkshäute, Liquor

Um das Gehirn und Rückenmark liegen die sogenannten Hirn- und Rückenmarkshäute, welche die Aufgabe haben, vor Erschütterungen und Stoß in begrenztem Ausmaß zu schützen. Dieser Schutz besteht aus drei Schichten, die beiden inneren nennen wir die **weichen Hirnhäute**, in der sich auch **Liquor** (= **Hirn-Rückenmarksflüssigkeit**) befindet, die äußerste ist die **harte Hirnhaut**.

Liquor ist klar, farblos und besteht aus Wasser, Salzen, Eiweiß, Zucker und einigen Blutzellen. Pro Tag werden etwa 650 ml Liquor in den vier **Hirnkammern** gebildet (das entspricht in etwa 2 Seideln), größtenteils wird die Flüssigkeit aber wieder ins Blut rückresorbiert, 120 – 200 ml (das entspricht in etwa 1/8- bis zu einem knappen 1/4-Liter) zirkulieren im Gehirn und Rückenmark. Die wesentliche Aufgabe des Liquors besteht im Schutz des Gehirns und Rückenmarks vor Reibung und Druck, nebenher auch zum Austausch von Sauerstoff, Kohlendioxid und Wasser mit dem Blut.

9.4. Hirnnerven

Die 12 motorischen und vegetativen Hirnnerven haben ihren Ursprung im Gehirn. Sie sind verantwortlich für die Funktionen Hören, Riechen, Sehen Augenbewegungen, Bewegungen der Zunge, Hör- und Gleichgewichtsorgan, Versorgung der meisten inneren Organe und Bewegung des Kopfbereiches.

9.5. Rückenmarksnerven

Wie schon eingangs erwähnt, entspringen die sogenannten Rückenmarksnerven links und rechts (31 – 32 Paare) aus dem Rückenmark und verlassen den Wirbelkanal durch die Zwischenwirbellöcher. Die ausgetretenen Äste vereinigen sich dann zu sogenannten **Nervengeflechten**, welche für die Versorgung des Halses, der Arme und Beine zuständig sind.

Genauer betrachtet können die Nervengeflechte eingeteilt werden in:

- **Halsnervengeflecht:** versorgt Haut und Muskulatur des Halses sowie das Zwerchfell,
- **Armnervengeflecht:** versorgt Haut und Muskulatur des Schultergürtels und der oberen Extremität,
- **Lendengeflecht:** versorgt Beinmuskulatur und Haut auf der Streckerseite der Oberschenkel,

- **Kreuzbeingeflecht:** versorgt Gesäßmuskeln und mit dem großen Hüft-nerv[212] Muskeln und Haut an Oberschenkelrückseite, Unterschenkel und Fuß,
- **Schamgeflecht:** versorgt Scham- und Dammgegend.

Der Informationsaustausch zwischen Gehirn und Peripherie läuft über **sensorische**[213] und **motorische**[214] **Nervenbahnen**, wobei der Weg der Informationen immer über das Rückenmark stattfindet.

9.6. Reflexe

Eine automatische Übertragung eines Reizes von einer sensiblen auf eine motorische Nervenbahn bezeichnet man als Reflex. Dabei unterscheiden wir zwischen Eigenreflex und Fremdreflex.

- **Eigenreflexe:** Reiz und Antwort liegen hier im selben Organ, und zwar immer in einem Muskel (dieser reagiert mit Anspannung). Ein typi-sches Beispiel dafür ist der **Patellarsehnenreflex**[215]. Bei einem leichten Schlag mit dem Untersuchungshammer (im sitzenden Zustand bei lose hängendem Unterschenkel) unterhalb der Kniescheibe reagiert der Unterschenkel mit einem Vorschnellen.

Durch die Überprüfung der Eigenreflexe kann der Arzt eine Störung der Hirnstrukturen bzw. des Rückenmarks feststellen.

- **Fremdreflexe:** Hier liegen Reiz und Antwort, im Unterschied zum Eigenreflex, nicht im selben Organ, sondern laufen über mehrere Schaltstellen.

Einige wichtige Fremdreflexe sind:

- **Fluchtreflex:** bei Schmerz; wenn Sie die Hand auf die heiße Herdplatte legen, zuckt die Hand in Sekundenbruchteilen zurück.
- **Schutzreflex:** z. B. die Tränensekretion; wenn Ihnen ein Staubkorn ins Auge fällt, schließen Sie automatisch das Augenlid und eine verstärkte

---

212 Der große Hüftnerv ist unter dem Begriff *„Ischiasnerv"* gut bekannt.
213 Nerven, die Erregungen von der Peripherie, wie z. B. von den Sinnesorganen zum Zentrum, also dem Gehirn und Rückenmark, leiten.
214 Nerven, welche die Erregung vom Zentrum zur Peripherie, wie z. B. den Muskeln, leiten.
215 Latein *„patella"* = Kniescheibe

Tränensekretion setzt ein. Der Körper versucht den Fremdkörper auszuspülen.

- **Ernährungsreflex**: Bei Säuglingen ist der Saug- und Schluckreflex angeboren, dies ist wichtig für das Überleben.
- **Brustwarzenreflex**: Berührt der Säuglingsmund die Brustwarze, richtet sich diese auf und kann dadurch besser umfasst werden.

9.7. Vegetatives Nervensystem

Das vegetative, oder auch autonome Nervensystem, hat die Aufgabe, lebenswichtige Funktionen wie Kreislauf, Atmung, Verdauung, Stoffwechsel oder Herztätigkeit, die nicht dem Willen unterstellt sind, zu steuern.
In diesem Nervensystem gibt es zwei Gegenspieler, Sympathikus und Parasympathikus, die sich eigentlich in ihren Aufgaben ergänzen.

Der **Sympathikus**, mit Ausgang in der grauen Substanz des Rückenmarks, erfüllt folgende Aufgaben:

- er stellt den Körper auf Arbeit ein,
- Anregung des Stoffwechsels,
- Freisetzung von Energie.

Ausgelöst werden diese Aufgaben durch Hormone.

Der **Parasympathikus** hat seinen Ausgang im Hirnstamm und im Kreuzbeinabschnitt im Rückenmark und erfüllt folgende Aufgaben:

- er stellt den Körper auf Ruhe und Erholung ein,
- Eindämmung des Stoffwechsels,
- Anregung der Verdauung, dadurch werden Nährstoffe gespeichert.

Ausgelöst werden diese Aufgaben, wie beim Sympathikus, durch Hormone.

Beide Vertreter dieses Nervensystems sind immer gleichzeitig tätig, wobei tagsüber der Sympathikus bedeutend aktiver ist. In der Nacht und nach dem Essen übernimmt der Parasympathikus die Vorherrschaft (denken Sie an die Siesta in südlichen Ländern).
Bei einem plötzlichen freudigen oder erschreckenden Erlebnis kann es zu

- Pulsveränderungen (beschleunigt oder verlangsamt),
- Schweißausbrüchen,

- Blutdruckveränderungen (erhöht oder erniedrigt),
- Veränderungen der Atmung (beschleunigt oder verlangsamt),
- Durchfall kommen.

Die Reaktionen fallen naturgemäß unterschiedlich aus, je nachdem ob ein Mensch der aufgeregten oder gefassten Art zuzurechnen ist.

9.8. Erkrankungen von Gehirn und Nervensystem

9.8.1. Facialislähmung[216]

Im Zuge der Facialislähmung tritt eine Funktionsstörung des 7. Hirnnervs, des Nervus facialis, auf.

Oftmals tritt die Lähmung einseitig auf, auf der betroffenen Seite sind Stirnrunzeln und der komplette Lidschluss des Auges nicht mehr möglich. Durch den fehlenden Lidschluss kann die Hornhaut des Auges leicht austrocknen. Zu beobachten ist auch das Herabhängen des Mundwinkels.
In vielen Krankheitsfällen ist die Ursache unbekannt, im Einzelfall sind Bakterien, Viren, Tumore oder Autoimmunprozesse der Auslöser.
Die Diagnoseabklärung und Therapie erfolgt über den Facharzt für Neurologie[217].

9.8.2. Trigeminusneuralgie[218]

Bei dieser Erkrankung liegt ein akuter Reizzustand des 5. Hirnnerves vor, welcher schwerste Schmerzen im Gesichtsbereich, meist halbseitig, verursacht.
Die Schmerzanfälle treten attackenweise auf, meist ausgelöst durch kauen, gähnen, niesen, sprechen, Berührung (z. B. beim Rasieren) oder durch einen Luftzug. Die Schmerzen dauern wenige Sekunden bis mehrere Minuten an, danach treten Rötung sowie vermehrter Tränen- und Speichelfluss auf der betroffenen Gesichtshälfte auf.

---

216 Latein „nervus" = Nerv; „facialis" = Gesicht; der 7. Hirnnerv ist der Gesichtsnerv.
217 Griechisch „neuron" = Nerv; „logia" = Lehre, Wissenschaft. Die Neurologie ist die Lehre von den Erkrankungen des Nervensystems, die Grenze zur Psychiatrie ist in manchen Fällen fließend.
218 Latein „trigeminus" = Drilling; Griechisch „neuron" = Nerv, „algos" = Schmerz. Der Nervus trigeminus ist der 5. Hirnnerv, dieser besitzt drei Äste, welche vom Auge bis zum Unterkiefer ziehen.

Die Abklärung der genauen Ursache des Reizzustandes sowie deren Therapie ist notwendig, um den Betroffenen wieder eine optimale Lebensqualität zu ermöglichen.

9.8.3. Gehirnhautentzündung

Im Rahmen der Gehirnhautentzündung kommt es zu einer Infektion der Gehirn- und Rückenmarkshäute, meist ausgelöst durch Bakterien oder Viren. Eine gewisse Anzahl an Krankheitserregern wird über Tröpfcheninfektion übertragen, eine Schutzimpfung bei Säuglingen und Kleinkindern kann vor bestimmten Erregergruppen schützen. Der Facharzt für Kinder- und Jugendheilkunde gibt dazu kompetente Auskunft.
Weitere Ursachen sind Schädelverletzungen, Mittelohr- und Nasennebenhöhlenentzündungen.

Typische Symptome sind

- Fieber,
- Kopfschmerzen,
- Nackensteifigkeit,
- Übelkeit und evtl. erbrechen,
- Müdigkeit.

Beim Auftreten der Symptome ist sofort der Arzt aufzusuchen, da die Infektion oftmals ein lebensbedrohliches Ausmaß erreichen kann.

Eine Sonderform der Gehirnhautentzündung ist die **FSME**, die **F**rühsommer-**M**eningo**e**nzephalitis[219], welche gehäuft im Frühsommer, verursacht durch Zeckenstich, auftritt. Über die Durchseuchungsrate bestimmter Gebiete in Österreich bzw. weltweit, geben diverse Übersichtskarten, die im Internet abrufbar sind, genaue Auskunft. Zusätzlich beraten Hygieneinstitute und Ärzte bei speziellen Fragestellungen.
Die FSME wird durch infizierte Zecken übertragen, etwa 3/4 der Infektionen verlaufen symptomlos. Bei etwa 1/4 der Infektionen treten Entzündungen von Gehirn sowie Gehirn- und Rückenmarkshäuten auf. Das Ausmaß kann unterschiedlich sein und lebensbedrohliche Situationen auslösen.
Die FSME-Schutzimpfung, welche vor Beginn des Frühsommers vom Hausarzt durchgeführt wird, bietet zuverlässigen Schutz. Bemerkt eine nicht

---

219 Altgriechisch „*meninx*" = Hirnhaut; „*enkephalitis*" = Gehirnentzündung

geimpfte Person einen Zeckenstich, kann eine aktive Immunisierung[220] durch den Arzt verabreicht werden.

Sollten Sie einen Zeckenstich feststellen, ist es auch wichtig, die Zecke fachgerecht zu entfernen. Die Zecke wird dazu mit einer Pinzette nahe der Hautoberfläche erfasst, nun wird die Zecke vorsichtig herausgedreht und anschließend die betroffene Stelle desinfiziert. Bei Unsicherheiten kann dies auch über den Arzt durchgeführt werden.

FSME ist eine meldepflichtige Infektionskrankheit.

9.8.4. Epilepsie[221]

Die Epilepsie ist die häufigste neurologische Erkrankung, die in jedem Lebensalter auftreten kann. Im deutschen Sprachgebrauch wird für das Krankheitsbild der Epilepsie der Begriff „Fallsucht" oder „Krampfleiden" verwendet. Dabei kommt es zu mindestens einem spontanen Krampfgeschehen ohne erkennbare Ursache.

Auslöser sind abnorme elektrische Entladungen von Nervenzellen im Gehirn.

Während des Anfalls verkrampft sich der Körper, die betroffene Person stürzt zu Boden, die Zähne werden meist fest zusammengebissen, schaumiger Speichel fließt aus dem Mund. Das Bewusstsein kann von Sekunden bis mehreren Minuten massiv beeinträchtigt sein, Harn- und Stuhlabgang sind möglich. Bissverletzungen der Zunge bzw. der Wangenschleimhaut sind des Öfteren beobachtbar.

Die häufigsten Ursachen sind:

- angeborene Funktionsstörung
- Erkrankungen des Gehirns wie Entzündungen
- Stoffwechselstörungen im Gehirn
- Verletzungen des Gehirns z. B. nach Unfällen
- Alkoholmissbrauch
- Drogenmissbrauch

Zusätzlich kann ein Epilepsieanfall durch Flackerlicht, laute Musik oder Drogen bzw. Alkohol provoziert werden.

Tritt eine Serie von epileptischen Anfällen auf, also ein Anfall löst den nächsten ab und es besteht dazwischen nur eine ganz kurze Pause, ist

---

220 Siehe Kapitel „Blut und Lymphsystem" – Abschnitt Immunsystem
221 Griechisch *„epilepsis"* = der Anfall. Latein *„epilepsia"* = der Anfall, der Übergriff.

sofort der Notarzt zu rufen. Sauerstoffmangel des Gehirns bzw. eine Hirnblutung, welche durch die Anfälle ausgelöst werden können, hinterlassen bleibende Hirnschäden.

Durch die Diagnosestellung wird das Ausmaß der Epilepsie durch den Neurologen abgeklärt und von ihm die Therapie festgelegt.
Ein wesentliches Instrument dafür ist das **EEG** (= Elektroenzephalogramm), die Messung der elektrischen Hirnströme.

9.8.5. Schlaganfall

Der Schlaganfall[222] ist eine Durchblutungsstörung eines Teiles des Gehirns. Im Zuge dessen kommt es durch den dabei auftretenden Sauerstoffmangel zum Ausfall unterschiedlich großer Gehirnareale und damit auch von wesentlichen Funktionen des zentralen Nervensystems.

Die Durchblutungsstörung kann ausgelöst werden durch

- verengte Hirngefäße: das nachfolgende Hirngewebe ist minderdurchblutet,
- geplatztes Hirngefäß: verkalkte Gefäße sind spröde und reißen leicht, speziell bei erhöhtem Blutdruck,
- Blutgerinnsel im Gehirngefäß mit teilweisem oder komplettem Gefäßverschluss.

Die Erkrankung tritt schlagartig, also von einer Minute auf die andere auf, daher auch die Namensgebung. Innerhalb weniger Minuten ändert sich für die Betroffenen ihr Leben.

Typische Symptome sind:

- Halbseitenlähmung bzw. -schwäche,
- herabhängender Mundwinkel mit Speichelfluss,
- herabhängendes Augenlid mit fehlendem Lidschluss,
- halbseitiges Taubheitsgefühl,
- Sehstörungen,
- Schwindelgefühl,
- verwaschene Sprache,
- Wortfindungsstörungen,

---

222 Vgl. Hrsg.: Jedelsky, Heimhilfe, 3. Auflage, Springer Verlag

- Worte können nicht verstanden werden,
- Kopfschmerzen,
- Schluckstörungen.

Je rascher die betroffene Person einer professionellen ärztlichen Behandlung zugeführt wird, desto eher besteht die Möglichkeit, nachhaltige Behandlungsschritte zu setzen.
Die anschließende Rehabilitation[223] in Zusammenarbeit mit Physiotherapeuten, Ergotherapeuten und Logopäden, trägt wesentlich zur Verbesserung der Lebensumstände wesentlich bei.

9.8.6. Morbus Parkinson[224] oder Parkinson-Krankheit[225]

Im Rahmen des Krankheitsgeschehens stirbt eine bestimmte Struktur im Mittelhirn ab, die für die Produktion von **Dopamin** zuständig ist und damit Signale überträgt. Dopamin ist ein wichtiger Botenstoff, der die Information von einer zur anderen Nervenzelle weitergibt, dadurch können Bewegungsabläufe ohne Beeinträchtigung abfolgen.

Dopaminmangel führt zu:

- Muskelstarre,
- verlangsamter Bewegung bis hin zur Bewegungsstarre,
- Muskelzittern, speziell im Ruhezustand,
- instabiler Körperhaltung,
- vorgebeugter Körperhaltung,
- kurzen, zappeligen Schritten,
- starre Gesichtsmimik.

Bei circa 75% der Krankheitsfälle kann keine Ursache der Erkrankung festgestellt werden, bei den weiteren 25% können folgende krankheitsauslösende Faktoren festgestellt werden:

- Gehirnverletzungen nach Schlägen auf den Kopf wie beim Boxen[226],

---

223 Latein „rehabilitatio" = Wiederherstellung
224 Die Erkrankung wurde erstmals 1817 vom englischen Arzt James Parkinson ausführlich beschrieben und nach ihm benannt. Latein „morbus" = Krankheit
225 Vgl. Hrsg.: Jedelsky, Heimhilfe, 3. Auflage, Springer Verlag
226 Berühmte Boxer wie Muhammad Ali oder Hans Orsolitsch leiden nach ihrer aktiven Boxerkariere an Morbus Parkinson.

- Vergiftungen,
- Entzündungen im Gehirn,
- Gefäßverkalkungen im Gehirn,
- Gehirntumore.

Die ersten Symptome bemerkt der Betroffene meist dann, wenn bereits 70% der dopaminproduzierenden Zellen ihre Funktion verloren haben, meist zwischen dem 50. und 60. Lebensjahr, Krankheitsfälle in jüngeren Jahren sind selten.

Schreitet die Krankheit fort, kommt es zu weiteren Symptomen wie

- Depression (manchmal auch schon zu Beginn der Erkrankung),
- verzögerte Denkprozesse,
- vermehrte Talg- und Schweißproduktion (glänzendes Gesicht),
- erhöhte Sturzgefahr,
- verminderter Sexualtrieb.

Durch den starren Gesichtsausdruck und den verzögerten Denkprozessen meint der Laie oft, dass die erkrankte Person nicht mehr im Besitz ihrer geistigen Fähigkeiten ist, Entscheidungsabnahmen sind oft die Folge. Dieses „entmündigende Verhalten", welches vom Laien gut gemeint ist, verstärkt die Depression. Die Erkrankung wird bei vollem Bewusstsein vom Patienten miterlebt, auch wenn er sich nicht mehr zur Gänze der Umwelt mitteilen kann.

Morbus Parkinson ist eine chronische Erkrankung, der Krankheitsverlauf kann durch die medizinische Versorgung verzögert jedoch nicht aufgehalten oder geheilt werden. Ein wesentlicher Therapieansatz ist die Zufuhr von fehlendem Dopamin sowie die symptomatische Therapie. In den letzten Jahren konnten sich auch operative Behandlungsmethoden gut etablieren.

9.8.7. Multiple Sklerose

Durch chronisch entzündliche Prozesse der weißen Substanz in Gehirn und Rückenmark entstehen sogenannte Entmarkungsherde der Nervenfasern. Die Herde treten vielfach verstreut auf (= multipel[227]), es bilden sich Narben, eine bindegewebige Verhärtung (= Sklerose) ist die Folge. Die Isolierschicht

---

227 Latein „multipel" = vielfach, mehrfach

der Nervenfasern ist zerstört, Nervenimpulse können nicht mehr weitergeleitet werden.

Trotz intensiver Ursachenforschung sind die Auslöser der Erkrankung nicht genau definierbar. Die Wissenschaft geht davon aus, dass es sich um Autoimmunprozesse handelt, d. h. der Körper bildet Abwehrzellen gegen körpereigene Zellen.

Die Erkrankung tritt meist zwischen dem 20. und 40. Lebensjahr auf und verläuft in chronischen Schüben. Je jünger der Patient, desto schwerer ist oft der Verlauf der Multiplen Sklerose.

Typische Symptome sind:

- Entzündung des Sehnervs mit Sehstörungen,
- Taubheitsgefühl an Händen und Füßen,
- fortschreitende Lähmungserscheinungen,
- Muskelschmerzen,
- Muskelkrämpfe,
- Störungen der Bewegungskoordination,
- Schluckstörungen,
- Sprechstörungen.

Die Krankheit schreitet in unterschiedlichem Ausmaß fort, so beschreibt die Wissenschaft viele Fälle, welche lebenslang mobil bleiben, aber auch eine Reihe von Fällen, die auf die Verwendung eines Rollstuhls angewiesen sind. Die Schübe verlaufen ganz unterschiedlich, einige Betroffene erfahren eine Reihe von Krankheitsschüben in kürzester Zeit aber es gibt auch viele Fälle, wo Jahre bis Jahrzehnte zwischen den einzelnen Schüben liegen.

Die Computertomografie und Lumbalpunktion geben maßgeblich Aufschluss darüber, wie weit die Erkrankung fortgeschritten ist, die Therapie erfolgt symptomatisch.

9.8.8. Querschnittlähmung

Wird das Rückenmark durchtrennt bzw. maßgeblich geschädigt, treten Lähmungen unterschiedlichen Grades auf, je nachdem in welcher Höhe der Defekt vorhanden ist. Je stärker das Rückenmark in seiner Funktion gestört ist, desto höher sind die körperlichen Defizite. Die Hauptauslöser sind mit circa 70% Unfälle, 30% werden durch Erkrankungen wie Tumore und schwere Entzündungen ausgelöst.

Nervenzellen können sich nach Verletzungen nicht mehr selbst regenerieren, es bilden sich Narben, die Impulsübertragung ist dadurch nachhaltig unterbrochen. Die Wissenschaft arbeitet derzeit mit Hochdruck an einigen Forschungsprojekten, welche sich mit der Regenration von Nervenzellen befassen.

Typische Symptome der Querschnittlähmung sind:

- Gefühlsausfälle und Empfindungsstörungen unterhalb der betroffenen Region,
- fehlende Muskelaktivität,
- Muskelkrämpfe,
- Störungen der Temperaturempfindung,
- evtl. Atemprobleme bzw. Schwierigkeiten beim Abhusten,
- Kreislaufprobleme,
- Stuhlinkontinenz,
- Harninkontinenz.

Tritt die Funktionseinschränkung an den obersten Halswirbeln auf, ist selbständiges Atmen nicht mehr möglich, Beatmungsgeräte übernehmen diese Funktion. Störungen bis etwa zum 1. Brustwirbel führen dazu, dass der Betroffene weder Arme noch Beine bewegen kann bzw. die Arme nur im eingeschränkten Ausmaß.
Sind alle vier Gliedmaßen betroffen, spricht man von einer **Tetraplegie**[228], sind nur die Beine betroffen (Querschnittslähmung ab dem 1. Brustwirbel), wird dies als **Paraplegie**[229] bezeichnet. Die Arme sind bei der Paraplegie voll einsatzfähig.
Obwohl bleibende Empfindungsstörungen auftreten, verspüren viele Querschnittgelähmte Schmerzen bzw. Muskelkrämpfe, diese werden oftmals als sehr unangenehm empfunden.
Je nach Verletzung bzw. Grunderkrankung kann zwischen komplettem und inkomplettem Querschnitt unterschieden werden.
Komplette Querschnittlähmung bedeutet immer einen kompletten Funktionsausfall und ein Leben im Rollstuhl.
Bei inkompletten Querschnittlähmungen sind Restfunktionen im unterschiedlichen Ausmaß vorhanden, kurzfristiges Gehen mit Gehstützen und Krücken ist unter Umständen noch möglich.

---

228 Griechisch „*tetra*" = vier; „*plege*" = Schlag. Der bereits verstorbene Superman-Darsteller Christopher Reeve sowie der bei „Wetten, dass ..." verunfallte Samuel Koch sind Beispiele für eine Tetraplegie.
229 Griechisch „*para*" = neben. Wolfgang Schäuble (deutscher Finanzminister) und der österreichische Rollstuhlrennfahrer Thomas Geierspichler (er wurde 5x Weltmeister, 6x Europameister) sind bekannte Paraplegiker.

In der Akutphase ist oftmals intensivmedizinische Betreuung notwendig, danach erfolgt die körperliche, soziale und, wenn notwendig auch berufliche Rehabilitation. In Österreich gibt es spezielle Rehabilitationszentren, die sich mit diesen Grundfragen befassen. Querschnittslähmung bedeutet in den meisten Fällen eine massive Lebensumstellung in allen Bereichen.

9.8.9. Demenz[230]

Gerade bei Zerstreutheit, Vergesslichkeit oder Wesensveränderungen wird oft gefragt, ob es sich um normale Erscheinungen im Alter oder Zeichen einer Erkrankung handelt.

Demenz[231] ist ein Überbegriff für eine Vielzahl von Erkrankungen, derzeit sind etwa 55 Formen beschrieben, welche den Verlust der Geistes- und Verstandesfähigkeit (= Intelligenz) gemeinsam haben.

Es kommt zur Abnahme

- der Gedächtnisleistung,
- des Denkvermögens,
- des Sprachvermögens,
- der praktischen Fähigkeiten.

Die **Alzheimer-Krankheit**[232] ist die häufigste Form der Demenz (7 von 10 Fällen), gefolgt von der Demenz durch Durchblutungsstörungen im Gehirn (2 von 10 Fällen).

Bei der Alzheimer-Krankheit gehen Areale im Gehirn, die für das Gedächtnis und die Informationsverarbeitung zuständig sind, zugrunde. Durch den Verlust von Nervenzellen und Botenstoffen können die neuen Sinneseindrücke nicht mehr richtig verarbeitet und mit dem bereits Gelernten nicht mehr sinnvoll verknüpft werden. Der Auslöser der Erkrankung ist bis heute nicht bekannt.

Die Stadien der Alzheimer-Krankheit werden wie folgt eingeteilt:

- Frühes Stadium:
  - Störung des Kurzzeitgedächtnis,

---

230 Latein „de" = abnehmend; „mens" = ohne Verstand; *dementia* = ohne Geist
231 Siehe Hrsg.: Jedelsky, Heimhilfe, 3. Auflage, Springer Verlag
232 1901 beschrieb der deutsche Psychiater Alois Alzheimer erstmals das Krankheitsbild, welches 1910 nach ihm benannt wurde.

- Schwierigkeiten, eigene Gedanken und Wahrnehmungen in einen sinnvollen Zusammenhang zu bringen.

- Mittleres Stadium:
  - fortschreitender Verlust des Gedächtnisses mit Beeinträchtigung des Denkvermögens,
  - zunehmende Abhängigkeit vom sozialen Umfeld,
  - Abnahme der Orientierung in fremder und auch vertrauter Umgebung,
  - Abläufe wie Körperpflege oder kochen können nicht mehr zur Gänze geplant und durchgeführt werden,
  - Veränderung der Sprache,
  - Verhaltensauffälligkeiten wie Angst und Unruhe,
  - Störungen im Tag-Nacht-Rhythmus.

- Spätes Stadium:
  - Verlust der Sprache,
  - nur mehr nonverbale Kommunikation über Mimik und Gefühlsebene,
  - Verlust der Aktivitäten des täglichen Lebens,
  - Bettlägerigkeit durch Verlust der Motorik.

Der Verlauf ist schleichend, die Bettlägerigkeit mit den daraus resultierenden Folgen führen im späten Stadium zum Tod.

Umfassende Maßnahmen wie

- Gedächtnistraining,
- Orientierungstraining,
- Biografiearbeit,
- Realitätsorientierungstraining,
- Erinnerungstherapie,
- Kunst- und Musiktherapie,
- Validation nach Naomi Feil,
- Basale Stimulation und
- Snoezelen[233].

---

233 Das Wort wurde aus den holländischen Begriffen „snuffelen" = schnüffeln, schnuppern und „doezelen" = dösen, schlummern gebildet. In Kinderabteilung stehen dafür eigene Räumlichkeiten zur Verfügung.

können dazu beitragen, dass sich der Betroffene wohler fühlt bzw. dass sich das Fortschreiten der Demenz verzögert, sie ist jedoch nicht heilbar.

9.8.10. Gehirntumor

Die Medizin beschreibt eine Vielzahl an Formen von Hirn- bzw. Rückenmarkstumoren.
So ist es möglich, dass die Muttergeschwulst, also der eigentliche Tumor, im zentralen Nervensystem wächst. Ebenso können Tumore Metastasen (= Tochtergeschwulste) im Gehirn und Rückenmark bilden.

Häufige Symptome sind:

- Kopfschmerzen unterschiedlicher Art,
- Sehstörungen,
- motorische Funktionsausfälle,
- Gleichgewichtsstörungen,
- evtl. Übelkeit.

Die Diagnoseabklärung und Therapie erfolgt über den Onkologen[234], meist in Zusammenarbeit mit der Neurochirurgie[235].
Nach der Therapie erfolgt bei Bedarf die körperliche, berufliche und soziale Rehabilitation. Spezielle Rehabilitationszentren unterstützen die weitgehende Genesung.

9.8.11. Wachkoma

Der funktionelle Ausfall des Großhirns bei Erhalt der Funktionen von Zwischenhirn, Hirnstamm und Rückenmark wird in der Neurologie als Wachkoma bezeichnet. Der Betroffene wirkt wach, die verbale Kommunikation ist aber nicht mehr möglich. Über Deutung der Mimik kann nur vermutet werden, wie sich der Patient fühlt. Der Austausch mit anderen Personen und der Umwelt ist nicht mehr möglich.

---

234 Altgriechisch *„onkos"* = Anschwellung; *„logos"* = Lehre
235 Die Neurochirurgie beschäftigt sich mit der Diagnose und operativen Behandlung von Erkrankungen und Fehlbildungen des zentralen und peripheren Nervensystems.

Hauptauslöser sind

* schwere Schädel-Hirn-Verletzungen,
* Hirnblutungen,
* schwerer Sauerstoffmangel im Gehirn.

Typische Symptome sind

* keine verbale Kommunikation,
* Stuhl- und Harninkontinenz,
* Störungen des Schluckreflexes,
* Störungen im Schlaf-Wach-Rhythmus,
* es kann keine Reaktion auf Reize gezeigt werden,
* Immobilität.

Zu Beginn ist eine intensivmedizinische Behandlung notwendig, danach erfolgt die Rehabilitationsphase. Je nach Ausmaß der Hirnschädigung ist eine Besserung des Zustandes möglich, bestimmte Rehabilitationszentren haben sich auf dieses Krankheitsbild spezialisiert. Die Mehrzahl der Betroffenen ist jedoch trotz Besserung des Zustandes Zeit ihres Lebens auf fremde Hilfe angewiesen.

9.8.12. Hirntod

Die Medizin spricht dann vom Gehirntod, wenn irreparable Schäden des Gehirns mit komplettem Funktionsverlust vorliegen.

Damit ist gemeint

* Koma[236],
* fehlende Eigenreflexe des Hirnstammes wie Husten- und Schluckreflexen,
* fehlende Atmung ohne Beatmungsgerät,
* Null-Linie im EEG[237] über einen genau definierten Zeitraum,
* Durchblutungsstopp in allen Hirngefäßen (wird durch spezielle Untersuchungen festgestellt).

---

236 Griechisch „koma" = tiefer Schlaf
237 EEG = Elektroenzephalogramm Griechisch „encephalon" = Gehirn; „graphein" = schreiben Das EEG ist eine Messung und Aufzeichnung der Hirnströme. Die daraus entstehende Kurve gibt Aufschluss über die Hirnaktivität.

Der Hirntod wird im Regelfall von zwei einander unabhängigen, erfahrenen Ärzten festgestellt. Der Laie wird oft getäuscht, da ein hirntoter Mensch aufgrund der intensivmedizinischen Versorgung noch rosig erscheint und schwitzt, obwohl der Hirntod bereits bestätigt wurde.

Wenn Organe noch voll funktionsfähig sind, können diese für die **Transplantation** in Betracht gezogen werden. In Österreich gilt die Widerspruchsregelung, d. h. wenn man sich zu Lebzeiten gegen eine Organtransplantation[238] entschieden hat, muss man sich im Widerspruchsregister, welches beim ÖBIG[239] aufliegt, eintragen lassen. Liegt keine Eintragung im Widerspruchsregister vor, gilt man als potentieller Organspender. Die Gesetzesgrundlage dafür ist das Krankenanstaltengesetz aus dem Jahre 1957.

Die Daten schwerkranker Menschen, welche auf ein Spenderorgan warten, werden über **Eurotransplant**[240] verwaltet. Spenderorgane können über diese zentrale Dateiverwaltung rasch an den passenden Empfänger weitergeleitet werden.

TESTEN SIE IHR KNOW-HOW!

1. Erläutern Sie den Aufbau und die Funktion des Gehirns.
2. Wie ist das periphere Nervensystem aufgebaut und welche Funktionen hat dieses?
3. Was läuft im zentralen und peripheren NS ab, wenn ein Schlaganfall auftritt?
4. Was ist eine Demenz und wie verläuft sie?

---

238 Latein *„transplantare"* = verpflanzen
239 ÖBIG = Österreichisches Bundesinstitut für Gesundheitswesen
240 Der Sitz von Eurotransplant ist in Leiden in den Niederlanden.

10.   Weibliche und männliche Geschlechtsorgane

Die Geschlechtsorgane, auch **Genitalien**[241] genannt, dienen ausschließlich zur Fortpflanzung[242] des Menschen. In Aussehen und Funktion gibt es wesentliche Unterschiede zwischen Mann und Frau, bei beiden Geschlechtern unterscheidet man jedoch zwischen äußeren und inneren Geschlechtsorganen.

Die **äußeren Geschlechtsorgane** sind von außen sichtbar und stehen für das typisch weibliche bzw. männliche Aussehen. Die **inneren Geschlechtsorgane** befinden sich (vor allem bei der Frau) im Becken und sind deshalb nicht sichtbar.

10.1.   Weibliche Geschlechtsorgane

Die äußeren Geschlechtsorgane der Frau werden als **Vulva**[243] bezeichnet, diese gliedert sich in

- große und kleine Schamlippen,
- Scheidenvorhof,
- Vorhofdrüsen,
- Kitzler,
- Harnröhreneingang.

Die **Schamlippen** verdecken **Harnröhreneingang, Scheideneingang** und **Kitzler**, dies ist ein natürlicher Schutz vor Infektionen. Die **Schamhaare**, welche hormonell bedingt in der Pubertät zu wachsen beginnen, halten ebenfalls Krankheitserreger und Kleiderfasern fern.

Der Kitzler ist ein nervenreicher Schwellkörper, der den Schwellkörpern des Mannes entspricht und beim eigentlichen Geschlechtsakt für den **Orgasmus**[244] mitverantwortlich ist.

Der **Scheidenvorhof** liegt zwischen den kleinen Schamlippen, dort befinden sich auch die **Vorhofdrüsen**, die ein Sekret zur Befeuchtung der Scheide

---

241 Latein „organa genitalia" = Geschlechtsorgan
242 Die Themen „Zellteilung" und „Vererbung" sind dem Kapitel „Die Zelle" zu entnehmen.
243 Latein „vulva" = die weibliche Scham
244 Griechisch „orgasmos" = heftige Erregung; Orgasmus ist der sexuelle Höhepunkt des Lusterlebens.

bilden. Er bildet den Übergang zu den inneren Geschlechtsorganen, welche sich folgendermaßen gliedern:

- Scheide,
- Gebärmutter,
- Eileiter,
- Eierstöcke.

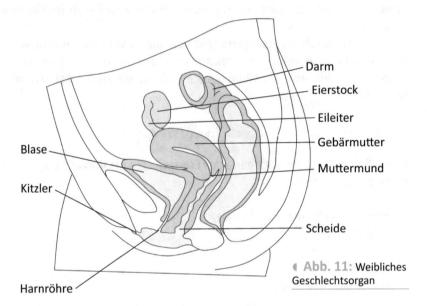

◀ **Abb. 11:** Weibliches Geschlechtsorgan

Das **Jungfernhäutchen** ist eine dünne Schleimhautfalte, welches den Scheideneingang teilweise überdeckt. In vielen Kulturen wird ein unversehrtes Jungfernhäutchen als Symbol für Reinheit und Unberührtheit[245] gesehen, jedoch muss hier auch angemerkt werden, dass das Jungfernhäutchen nicht nur durch den ersten Geschlechtsverkehr einreißen kann, sondern auch durch Sport oder im Zuge der Verwendung von Tampons[246].

Die **Scheide**[247], ein circa 7 – 10 cm langer, sehr faltenreicher Schlauch, verbindet den Scheidenvorhof mit dem unteren Anteil der Gebärmutter, dem **Muttermund**. Faltenreich bedeutet auch enorm dehnbar[248] für eine Geburt.

---

245 Mittlerweile wird auch die operative Korrektur des eingerissenen Jungfernhäutchens für betroffene Frauen angeboten.
246 Französisch *„tampon"* = Pfropf, Stöpsel
247 Die Scheide wird auch im üblichen Sprachgebrauch als Vagina bezeichnet. Latein *„vagina"* = Scheide
248 Der Kopfumfang eines Kindes bei der Geburt beträgt circa 33 – 37 Zentimeter.

Die Scheidenschleimhaut bildet 2 – 4 Gramm saure Scheidenflüssigkeit pro Tag, die zur Abwehr von Krankheitserregern sehr wichtig ist.

Die **Gebärmutter** ist ein birnenförmiges, etwa faustgroßes Hohlorgan, welches ihre Lage beim Stehen, Sitzen, Liegen und gefüllter Blase der Umgebung anpasst und insbesondere bei einer Schwangerschaft sich um ein Vielfaches dehnt. Sie besteht aus Muskulatur und ist innen mit Schleimhaut ausgekleidet.

Die **Eierstöcke** sind über die beiden circa 10 cm langen **Eileiter** mit der Gebärmutter verbunden. Sie beinhalten in etwa 1 Million Eizellen, die schon bei der Geburt angelegt sind. Davon verbrauchen wir in unserem Leben als Frau höchstens 500 Eizellen. Diese entwickeln sich im Laufe der Menstruationen, ausgelöst durch einen hormonell gesteuerten **Zyklus**[249], welcher etwa 28 Tage dauert. Das Ei reift in einem der beiden Eierstöcke, dafür benötigt es 14 Tage. Zeitgleich baut sich die Schleimhaut der Gebärmutter auf, sie wird dicker und besonders gut durchblutet. Um den 14. Tag folgt der **Eisprung**, das Ei verlässt den Eierstock und wird über den Eileiter zur Gebärmutter transportiert. Trifft das Ei dabei auf eine männliche Samenzelle ist der optimale Zeitpunkt für die **Befruchtung** gegeben.
Trifft das Ei auf keine Samenzelle, verringert sich die Durchblutung der Schleimhaut, am 28. Tag wird sie dann abgestoßen, die **Menstruation**[250] setzt ein. Mit dem ersten Tag der Menstruation beginnt der Zyklus von Neuem[251], ein neues Ei beginnt zu reifen.
Die erste Menstruation in der Pubertät (ab den 10. – 12. Lebensjahr) wird als **Menarche**[252] bezeichnet.

10.2. Schwangerschaftsverhütung

Schon in der Antike kannten die Griechen und Ägypter Methoden um unerwünschte Schwangerschaften zu vermeiden. Zahlreiche Mittel und Methoden, mehr oder weniger erfolgreich, wurden im Laufe der Zeit zur **Empfängnisverhütung** entwickelt. Die Sicherheit der einzelnen Mittel und

---

249 Latein „*cyclus*" = Kreis; Zyklus ist ein periodisch immer wiederkehrendes Ereignis auf die gleiche bzw. sehr ähnliche Art und Weise.
250 Latein „*menstruus*" = monatlich, Latein „*mensis*" = Monat Im Volksmund wird die Menstruation auch als „Regel" bezeichnet, das bringt den immer wiederkehrenden Prozess zum Ausdruck (einer immer wiederkehrenden Regel folgend)
251 Häufig besteht der Irrglaube, dass der Zyklus nach dem Ende der Menstruation beginnt. Rund um den 14. Tag vor dem ersten Tag der Menstruation ist die Frau besonders fruchtbar.
252 Griechisch „*men*" = Monat; „*arche*" = Anfang

Methoden, welche heute zur Verfügung stehen, wird nach dem sogenannten **Pearl-Index**[253] (kurz **PI** genannt) eingestuft.

Der PI wird folgendermaßen festgestellt:
100 Frauen verwenden ein Jahr lang ein bestimmtes Verhütungsmittel, werden z. B. drei von ihnen schwanger, so beträgt der PI 3.
Je niedriger der PI (z. B. 0,1 – 0,5 bei der Antibabypille) desto sicherer ist das Verhütungsmittel.
Prinzipiell soll nicht nur die Verhütungsmethode betrachtet werden, auch der menschliche Faktor spielt eine große Rolle. Anwendungs- und Einnahmefehler (Zeitverschiebungen bei Reisen oder Durchfall) sowie individuelle unterschiedliche Reaktionen der Frauen führen zu Fehlwirkungen bis hin zur Wirkungslosigkeit, so muss z. B. die Antibabypille regelmäßig alle 24 Stunden eingenommen werden.
Nachfolgend eine Übersicht von unterschiedlichen Verhütungsmethoden, die heute in Verwendung sind. Eine Beratung sollte jedoch immer über den Gynäkologen[254] stattfinden, da Nebenwirkungen nicht ausgeschlossen werden können.

- **NFP – Natürliche Familienplanung:** Bestimmung der fruchtbaren und unfruchtbaren Tage, PI 0,8 – 1 (nur bei geübter disziplinierter Anwendung)
- **Coitus interruptus:**[255] Samenerguss außerhalb der Scheide, PI 10 – 38!
- **Kondom:**[256] Verhütet auch weitgehend Geschlechtskrankheiten und AIDS, PI 3 – 7
- **Diaphragma:**[257] eine vom Arzt angemessene Gummikappe, mit einem elastischen Metallring, welche zusammen mit einer samenabtötenden Creme das Eindringen von Samenzellen verhindert, PI 4
- **Chemische Verhütung** mittels Creme, Gel, Schaum, Zäpfchen:

Diese Mittel sind in Apotheken und Drogerien erhältlich. Sie müssen mindestens 10 – 15 Minuten vor dem Geschlechtsverkehr angewendet werden.

---

253 Der Pearl-Index wurde vom amerikanischen Biologen Reymond Pearl (1879-1940) entwickelt.
254 Griechisch *„gyne"* = die Frau; die Gynäkologie befasst sich mit den Erkrankungen der weiblichen Geschlechtsorgane und der Geburtshilfe.
255 Latein *„coitus"* = Geschlechtsverkehr; *„interuptus"* = unterbrochen
256 Über die Herkunft der Bezeichnung „Kondom" werden zwei Ansätze vertreten:
    1. Das Kondom wurde nach dem englischen Oberst Dr. Condom, Hofarzt von Charles II, welcher Hammeldärme zur Verhütung empfahl, benannt.
    2. Latein von *„cum"* abgeleitet = mit; *„domus"* = Haus oder Kuppel
257 Griechisch *„diaphragma"* = Trenn- oder Scheidewand, Zwischenwand

Die Sicherheit wird bei gleichzeitiger Verwendung eines Kondoms deutlich erhöht.

Dabei muss unbedingt darauf geachtet werden, dass die Produkte wasserlöslich sind, damit die Kondome nicht brüchig und dadurch unsicher werden.

- **Hormonelle Methode** mittels diverser Antibabypillen: nach Absprache mit dem Gynäkologen, PI 0,1 – 0,5

Bei der Einnahme der **Antibabypille** wird die Reifung des Eies und der Eisprung verhindert, dies geschieht auf hormoneller Basis. Dem Körper wird aufgrund der Hormonzusammensetzung des Präparates eine **Schwangerschaft** vorgespielt. Der Zyklus von 28 Tagen wird simuliert, indem die Frau 21 Tage die Antibabypille einnimmt, danach pausiert sie für 7 Tage. Durch die Unterbrechung der Hormonzufuhr erkennt der Körper, dass keine Schwangerschaft vorliegt, die Schleimhaut der Gebärmutter wird abgestoßen und die Menstruation setzt ein.

- **hormonhältige Depotspritze:** Im Rhythmus von drei Monaten wird eine Hormonspritze verabreicht, die Wirkung ist nicht rückgängig zu machen (zu bedenken bei eventueller Unverträglichkeit), PI 0,4 – 2
- **hormonhältige Verhütungspflaster:** Das Pflaster wird alle 7 Tage gewechselt, nach 3 Wochen erfolgt eine Woche Pause. Die Aufnahme der Hormone erfolgt über die Haut. Diese Variante hat einen negativen Einfluss auf die Umwelt, die Entsorgung des Pflasters soll deshalb über den Restmüll erfolgen und nicht über die Toilette, da Hormonreste in das Grundwasser gelangen können, PI 0,1 – 3
- **Sterilisation von Mann oder Frau:** Die Eileiter der Frau bzw. Samenleiter des Mannes werden durchtrennt. Da es eine endgültige Entscheidung ist, wird der Eingriff frühestens ab dem 25. Lebensjahr durchgeführt, PI nahezu 0
- **Spirale:** Die Spirale (Kupfer- oder Hormonspirale) verhindert die Einnistung des befruchteten Eies. Die Spirale wird durch den Gynäkologen eingesetzt und bis zu fünf Jahre belassen, PI 1,6 – 3,5

Die „Pille danach" und die **Abtreibungspille RU 486** sind nicht für die übliche Empfängnisverhütung vorgesehen, sondern werden nur im Einzelfall von ausgewählten Fachärzten verordnet. In besonderen Einzelfällen kann die „Pille danach" ohne Rezept vom Apotheker ausgehändigt werden.

10.3. Schwangerschaft[258] und Geburt

Trifft das gereifte Ei im Eileiter auf eine Samenzelle, kommt es zur Befruchtung und anschließenden Einnistung in die Gebärmutterschleimhaut. Von nun an erhalten bestimmte Hormone die Schwangerschaft, die Menstruation bleibt aus. Die Gebärmutter wird deshalb auch als **„Fruchthalter"** bezeichnet.

Da der genaue Schwangerschaftsbeginn meist nicht bekannt ist, zieht der Gynäkologe bei seiner Berechnung des Geburtstermins den 1. Tag der letzten Menstruation mit ein, etwa 40 Wochen später sollte dann die Geburt erfolgen.

Eine Reihe von unterschiedlichen Schwangerschaftszeichen wird von schwangeren Frauen individuell wahrgenommen:

- **unsichere Schwangerschaftszeichen** wie Übelkeit, Brechreiz, morgendliches Erbrechen,
- **wahrscheinliche Schwangerschaftszeichen** wie das Ausbleiben der Menstruation, Vergrößerung und Spannen der Brüste.

Mit einiger Sicherheit kann eine Schwangerschaft aber nur mit Hilfe eines **Schwangerschaftstests** festgestellt werden. Dieser misst bestimmte Schwangerschaftshormone im Morgenharn (Packungsbeilage und Hinweise des Apothekers genau beachten, damit keine Messfehler passieren!).

- **sichere Schwangerschaftszeichen** wie positiver Ultraschallbefund, Kindsbewegungen und Herztöne des Kindes, festgestellt durch den Gynäkologen.

10.3.1. Entwicklungsstadien einer Schwangerschaft

Die Schwangerschaft dauert landläufig 9 Monate und wird in 3 Drittel zu je 3 Monate eingeteilt. Im ersten Drittel wird das Ungeborene als **Embryo**[259], die restlichen 2 Drittel als **Fötus**[260] bezeichnet.

---

258 Mittelhochdeutsch *„swanger"* = schwer, schwerfällig
259 Griechisch *„embryon"* = ungeborene Leibesfrucht
260 Latein *„fetus"* = die Brut, die Nachkommenschaft

1. Drittel (1. – 3. Monat):
Es erfolgt die **Einnistung** der befruchteten Eizelle in die vorbereitete Gebärmutterschleimhaut, diese übernimmt die Versorgung, bis nach etwa 3 Monaten der **Mutterkuchen** diese Aufgabe endgültig übernimmt.

Das Kind ist über die **Nabelschnur** mit dem **Mutterkuchen** verbunden, dadurch wird die Versorgung mit Sauerstoff und Nährstoffen, sowie der Abtransport von Stoffwechselabfallprodukten gewährleistet.

Gesicht, Organe und Extremitäten entwickeln sich, der Embryo wird menschenähnlich.

Da die Gefahr der Missbildung, verursacht durch Infektionskrankheiten, insbesondere Röteln besteht, wird auf eine Rötelnimpfung in der Pubertät wert gelegt.

2. Drittel (4. – 6. Monat):
Im 5. Monat werden meist die **Kindsbewegungen** von der Mutter wahrgenommen. Der Fötus beginnt auf Reize von außen, wie z. B. Lärm zu reagieren. Im 6. Monat ist die Haut rötlich-runzelig, die Augen öffnen sich.

3. Drittel (7. – 9. Monat):
Im 7. Monat wäre der Fötus als Frühgeburt[261] lebensfähig, da Lunge und Gehirn genügend ausgebildet sind. Ansonsten wächst das Kind, reift und nimmt an Gewicht zu. Durch die zunehmende Größe nehmen die Beschwerden der Schwangeren zu – Atembeschwerden und vermehrter Druck auf die Blase mit häufigeren Toilettengängen begleiten den Alltag.

Zu Beginn des 9. Monats senkt sich das Kind und bereitet sich auf die Geburt vor, die Lunge reift vollständig aus.

Das Ende der Schwangerschaft naht, die Geburt wird hormonell ausgelöst. Die Wehen setzen ein, die Muskulatur der Gebärmutter zieht sich abwechselnd zusammen (= **Wehen**) und entspannt sich anschließend wieder. Die Abstände dabei werden immer kürzer bis schließlich die Presswehen einsetzen und das Kind geboren wird, wobei die Dauer einer Geburt sehr unterschiedlich sein kann. Während der gesamten Geburt werden die Wehentätigkeit und die Herztöne des Kindes überwacht.

---

261 Frühgeborene Kinder werden intensivmedizinisch überwacht, da es immer wieder zu organischen Problemen kommen kann. Spätfolgen sind nicht auszuschließen.

Kann das Kind nicht auf natürlichem Wege geboren werden, weil es mit dem Gesäß nach unten liegt, (= **Steißlage**), wird ein **Kaiserschnitt**[262] vorgenommen.

Nach der Geburt wird das Kind von der Hebamme abgenabelt, gereinigt, untersucht und nach einem bestimmten Punktesystem[263] bewertet.

Etwa eine halbe Stunde später wird der Mutterkuchen (= **Nachgeburt**), eine Scheibe von etwa 20 cm Durchmesser und 3 cm Höhe, abgestoßen und auf Vollständigkeit überprüft.

Rund um den Zeitraum der Geburt beginnen die **Brustdrüsen**[264] mit der Bildung von **Muttermilch**. Diese ist an die Bedürfnisse des Neugeborenen exakt angepasst. Sie enthält mehr Fett und Kohlenhydrate als Kuhmilch, jedoch aber weniger Eiweiß. Industriell hergestellte Säuglingsmilch ist dieser Zusammenstellung nachempfunden. Nach der Geburt soll das Kind möglichst bald an die Brust angelegt werden (= **stillen**). Die Muttermilch ist dann besonders reich an Abwehrstoffen. Die Saugwirkung fördert die Milchproduktion und zusätzlich die Bindung zwischen Mutter und Kind. Empfohlen wird eine Stillzeit von etwa 6 Monaten.

Die **Brustwarze** ist von Duftdrüsen umgeben, so kann der Säugling über den Geruch die Brustwarze auffinden bzw. die Mutter erkennen.

Ab dem Zeitpunkt der Geburt wird die Mutter für die folgenden 6-8 Wochen als **Wöchnerin** bezeichnet. Das **Wochenbett** beschreibt die Zeit von der Geburt bis zur Rückbildung der schwangerschafts- und geburtsbedingten Veränderungen, wobei Blut, Gewebereste und Schleim abgesondert werden. Dies wird als **Wochenfluss** bezeichnet und dauert im Durchschnitt 4 bis maximal 6 Wochen. In dieser Zeit wird aus hygienischen Gründen vom Geschlechtsverkehr abgeraten.

Etwa 6 – 8 Wochen nach der Entbindung setzt wieder der regelmäßige Zyklus ein, wobei auch eine Rolle spielt, ob die Mutter stillt oder nicht. Dann kann die Menstruation erst nach Monaten eintreten. Allerdings sei zu erwähnen, dass, entgegen der landläufigen Meinung, Stillen nicht vor einer erneuten Schwangerschaft schützt. Prinzipiell ist eine erneute

---

262 Der Kaiserschnitt wird auch als „Sectio caesarea" bezeichnet. Der Begriff kommt aus dem Lateinischen und bedeutet „kaiserlicher Schnitt". Cäsar wurde sicher nicht durch einen Kaiserschnitt geboren, da seine Mutter die Geburt überlebte und das wäre zu diesem Zeitpunkt ein Ding der Unmöglichkeit gewesen.

263 **A**tmung, **P**uls, **G**rundtonus, **A**ussehen und **R**eflexe werden dabei beurteilt und als APGAR-Test bezeichnet.

264 Die Brustdrüse hat nur die Funktion der Milchproduktion. Sie steht aber symbolisch für Weiblichkeit und Sexualität, welche durch Kleidung, Lebensstil und operativer Techniken im Alltag unterschiedlich umgesetzt wird.

Schwangerschaft mit dem ersten Eisprung nach der Geburt möglich, der jedoch nicht exakt bestimmbar ist.

Die hormonelle Veränderungsphase vor der Menopause wird als **Klimakterium**[265] bezeichnet, im Volksmund ist der Begriff „Wechseljahre" üblich. Im Regelfall findet dieser Prozess zwischen dem 50. und 58. Lebensjahr statt. Der Zeitpunkt der letzten Menstruation im Leben einer Frau wird als **Menopause** bezeichnet.

10.4. Männliche Geschlechtsorgane

Die **äußeren Geschlechtsorgane** des Mannes bestehen aus

* Penis,
* Harnsamenröhrenmündung,
* Hodensack.

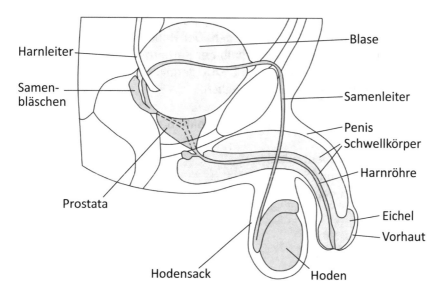

◀ **Abb. 12:** Männliches Geschlechtsorgan

---

265 Latein „*klimakter*" = Stufenleiter, kritischer Zeitpunkt im Leben

Der **Penis**[266] hat zwei wesentliche Aufgaben:

- Übermittlung der Samenflüssigkeit an die inneren weiblichen Geschlechtsorgane beim Geschlechtsverkehr,
- Harnentleerung.

Der Penis besteht aus drei **Schwellkörpern** (in einem davon liegt die Harnsamenröhre), bei sexueller Erregung füllen sich diese mit Blut und der Penis erigiert[267].

Am Ende des Penis befindet sich die berührungsempfindliche **Eichel**, welche von der verschieblichen **Vorhaut** geschützt ist. Im Rahmen der täglichen Körperpflege soll die Vorhaut zurückgeschoben und die Eichel gereinigt werden, damit Ablagerungen (= **Smegma**)[268] bestehend aus Harntröpfchen, Talg und Sekretresten keine Infektionen hervorrufen können. In manchen Kulturen wird die Vorhaut aus hygienischen Gründen operativ entfernt, dies wird auch als **Beschneidung** bezeichnet.

Der **Hodensack** beherbergt die Hoden, welche bereits den inneren Geschlechtsorganen zugeordnet werden. Der Hodensack sorgt dafür, dass Hoden und Nebenhoden außerhalb der Körperhöhle gelagert werden, die Temperatur ist dort um etwa 2 – 4°C geringer, dies ist wichtig für die Überlebensfähigkeit[269] der Samenzellen.

Die **inneren Geschlechtsorgane** des Mannes bestehen aus:

- Hoden und Nebenhoden,
- Samenstrang und Samenleiter,
- Samenbläschen,
- Prostata.

---

266 Latein: „*penis*" = männliches Glied; als *Phallus* wird es in einer Reihe von Kulturen als Fruchtbarkeitssymbol gesehen. Latinisierte Form des griechischen Wortes „*phallos*" = erigiertes männliches Glied im kulturgeschichtlichen Zusammenhang.

267 Latein „*erigo*" = Aufrichtung, Erregung

268 Griechisch „*smegma*" = Seife; Smegma ist eine weißliche, käsige Schmiere, von der Konsistenz her mit angeweichter Seife vergleichbar.

269 Die Entwicklung gewisser Modetrends, wie z. B. hautenge Hosen, kann eine Störung der Zeugungsunfähigkeit auslösen. Durch beengende Kleidungsstücke im Intimbereich steigt die Temperatur in den Hoden an, die Samenzellen verlieren teilweise ihre Funktion.

Die **Hoden**, die Keimdrüsen des Mannes, produzieren laufend[270] das männliche Geschlechtshormon Testosteron und Samenzellen (= **Spermien**[271]) Die produzierten Spermien werden in den Nebenhoden oberhalb der Hoden gespeichert und reifen dort.

Die **Erektion** des Penis, ermöglicht das Eindringen in die Scheide und den Vollzug des Geschlechtsaktes. Bei der **Ejakulation**[272] werden die gespeicherten Samenzellen aus den Nebenhoden über die Samenleiter zum Harnsamengang geleitet, wo sie mit Sekreten aus den Samenbläschen und Prostata vermengt und so mit Energie für die weitere Fortbewegung versorgt werden. Die Samenflüssigkeit wird dann über die Harnsamenröhre im Penis ausgestoßen. Ausgelöst wird der Samenerguss durch Reflex. Rhythmische Kontraktionen sind für die Samenentleerung verantwortlich. Die Menge[273] des Ejakulats beträgt circa 5 Kubikzentimeter[274] und besteht hauptsächlich aus Wasser, alkalischem Schleim, Kohlenhydrate, Fett und zwischen 180 und 500 Millionen Spermien.

10.5. Erkrankungen der Geschlechtsorgane

10.5.1. Weibliche Geschlechtsorgane

10.5.1.1. Ausfluss

Wie zuvor bereits beschrieben, ist eine geringe Menge Scheidensekret für die Befeuchtung der Schleimhaut notwendig. Einige Frauen beobachten regelmäßig geringfügige, aber geruch- und schmerzlose Ausflussmengen. Regelmäßige Intimtoilette und täglicher Wechsel der Unterwäsche tragen dazu bei, mögliche Infektionen zu verhindern. Körperwärme und die natürlichen Schweißabsonderungen erzeugen ein feuchtwarmes Klima, zusätzliche mangelhafte Hygiene bewirkt ein rasches Keimwachstum.

Bakterien, Viren und Pilze sind die häufigsten Auslöser für krankhaften Ausfluss.

Die Ansteckung erfolgt meist durch

* Geschlechtsverkehr ohne Kondom,
* unzureichende Intimtoilette,

---

270 Im Gegensatz zur Frau, bei der die Eizellen schon bei der Geburt angelegt sind.
271 Griechisch „*sperma*" = Keim, Same
272 Latein „*eiaculari*" = herausspritzen
273 Trotz des Wegbleibens der Samenzellen verringert sich die Menge des Ejakulats nach der Sterilisation des Mannes nur unmerklich.
274 Das entspricht in etwa einem Würfel von 1,7cm Seitenlänge.

- ungenügend gespülte Unterwäsche[275],
- Antibabypilleneinnahme[276],
- Antibiotikaeinnahme[277],
- chloriertes Wasser im Hallenbad,
- chemische Verhütungsmittel wie Zäpfchen oder Schaum.

Typische Symptome sind:

- übelriechender Ausfluss, welcher oft weißlich und unter Umständen auch bröckelig ist,
- Nässegefühl,
- Juckreiz im Scheidenvorhof und Scheidenbereich,
- brennende Schmerzen,
- Berührungsempfindlichkeit,
- evtl. Schwellung der Schleimhaut,
- stark geröteter Scheidenvorhof,
- Hitzegefühl.

Mittels Abstrich kann unter dem Mikroskop eine exakte Diagnose gestellt werden. Von Selbstbehandlungen wird abgeraten, da sich bei Fehlbehandlungen leicht **Resisdenzen**[278] entwickeln können. Während der Erkrankung soll bis zum letzten Behandlungstag kein Geschlechtsverkehr ohne Kondom stattfinden, da die Erreger leicht auf den Partner übertragen werden, der sogenannte **Ping-Pong-Effekt**[279] sorgt für eine erneute Ansteckung beider Geschlechtspartner.

10.5.1.2. Menstruationsbeschwerden

Durch das verstärkte Zusammenziehen der glatten Gebärmuttermuskulatur während der Menstruation werden die typischen **Regelschmerzen** ausgelöst. Betroffene Frauen beschreiben immer wieder, dass diese Art der Schmerzen oft mit leichteren Wehen vergleichbar sind.

---

275 Waschpulver- und Weichspülerreste führen dazu, dass die natürliche Zusammensetzung des Scheidensekrets gestört wird, Krankheitserreger können somit leichter eindringen und Infektionen auslösen.
276 Warum Frauen, die die Antibabypille einnehmen gehäuft an Pilzinfektionen im Scheidenbereich leiden, ist wissenschaftlich noch nicht eindeutig erforscht.
277 Antibiotika stören das natürliche Milieu in der Scheide, Krankheitserreger können sich dadurch leichter vermehren.
278 Resisdenz = Widerstandsfähigkeit gegen medikamentöse Einflüsse; dadurch wird das Medikament wirkungslos.
279 Vergleichbar wie beim Tischtennis wird die Infektion ständig zwischen den Partnern hin und her gespielt.

Typische Symptome sind:

- ziehende Schmerzen unterschiedlicher Intensität im Unterleib,
- allgemeines Unwohlsein.

Krampflösende Medikamente führen bei üblichen Menstruationsbeschwerden rasch zur Linderung, diese sollten jedoch nicht ohne ärztliche Rücksprache eingenommen werden.
Yoga, spezielle Atemübungen und Sitzbäder mit entspannenden Zusätzen können ebenfalls Abhilfe schaffen.

10.5.1.3. Beschwerden im Klimakterium

Durch die grundlegende hormonelle Umstellung kommt es in der Übergangsphase von der „aktiven Tätigkeit der Eierstöcke" zur „Inaktivität der Eierstöcke" zu unterschiedlichen Beschwerden.

Oftmals berichten die Frauen über:

- Schweißausbrüche,
- plötzliches Hitzegefühl,
- Stimmungsschwankungen,
- trockene Scheidenschleimhaut,
- Gewichtszunahme,
- unregelmäßige Menstruation,
- sexuelle Unlust,
- Haarausfall,
- verstärkter Haarwuchs im Gesicht.

Die Intensität der Beschwerden wird von Frauen unterschiedlich empfunden.
Die Abstände zwischen den Menstruationen werden immer länger, bis sie dann letztendlich nicht mehr stattfindet. Die Fruchtbarkeit der Frau ist damit beendet. Der Großteil der Beschwerden ist nach dem Klimakterium nicht mehr vorhanden.
Die Therapie wird vom Facharzt für Gynäkologie und Geburtshilfe individuell, je nach Ausmaß der Beschwerden, auf die betroffene Frau abgestimmt.

10.5.1.4. Eierstockentzündung

Die Eierstockentzündung tritt im jüngeren Alter auf. Meist ist eine Infektion über die Vagina, Gebärmutter und die beiden Eileiter bis in die Eierstöcke,

157

die Ursache. Die Übertragung erfolgt oftmals über ungeschützten Geschlechtsverkehr oder ungenügender Bekleidung bei kühler Witterung.

Folgende Symptome treten auf

- plötzlich einsetzender, seitlich gelagerter Unterleibsschmerz,
- Ausfluss, da meist auch die Gebärmutter von der Infektion betroffen ist,
- evtl. Fieber.

Die meist immer wieder auftretenden Infektionen führen zur Verklebung der Eileiter, das Ei kann nicht mehr über den Eileiter in die Gebärmutter wandern, die Folge ist Unfruchtbarkeit.

Die rasche diagnostische Abklärung durch den Gynäkologen, sowie die anschließende fachgerechte Behandlung reduzieren das Auftreten dieser gefürchteten Komplikation.

10.5.1.5. Gebärmuttersenkung

Durch Schwangerschaft(en), aber auch starkes Übergewicht, geben die Haltebänder, welche die Gebärmutter in ihrer Lage halten, nach. Dadurch senkt sie sich und drückt auf die naheliegende Blase.

Häufige Symptome sind:

- häufiger Harndrang bei geringem Füllungsvolumen der Blase,
- Unterleibs- und/oder Rückenschmerzen,
- Druckgefühl[280] im Unterleib,
- eventuell blutiger Ausfluss.

Wird die Gebärmuttersenkung nicht behandelt, kann es zum **Gebärmuttervorfall** kommen. Dabei ragt der Gebärmutterhals aus der Scheide heraus. Starke Schmerzen und Blutungen sind die Folge. Erfolgt keine Therapie, steigt das Gebärmutterhalskrebsrisiko enorm an.

Die Behandlung erfolgt über den Facharzt für Gynäkologie und Geburtshilfe.

---

280 Betroffene Frauen sitzen oft mit überkreuzten Beinen, weil sie das Gefühl haben, das etwas aus dem Genitalbereich „herausfällt".

10.5.1.6. Endometriose[281]

Bei dieser Erkrankung befindet sich Gebärmutterschleimhaut außerhalb der Gebärmutterhöhle. Sehr oft sind die Eierstöcke betroffen, die Gebärmutterschleimhaut kann sich aber auch auf der Scheidenwand, dem Darm oder in der Gebärmuttermuskulatur befinden. Im Rahmen des Menstruationszyklus wird die fehlplazierte Schleimhaut aktiv, sie baut sich auf und stößt sich ab. Sie beginnt zu wuchern, Verwachsungen sind die Folge.

Die häufigsten Symptome sind:

- sehr starke Menstruationsbeschwerden,
- Unterleibsschmerzen außerhalb der Menstruation,
- Beckenbodenschmerzen,
- Verstopfungen und Blähungen bei Darmbefall,
- Störungen der Fruchtbarkeit bei Eierstockbefall.

Die Erkrankung wird oftmals sehr spät diagnostiziert, die Beschwerden sind dann schon intensiv und schränken die Lebensfreude der betroffenen Frauen massiv ein.
Die Therapie gestaltet sich individuell, von Selbstbehandlungen ohne ärztliche Rücksprache wird abgeraten.

10.5.1.7. Gebärmutterhalskrebs

Gebärmutterhalskrebs ist weltweit die zweithäufigste Krebserkrankung der Frau. Der Auslöser ist meist ein Virus (**humanes Papillomvirus** oder **HPV**), welches über ungeschützten Geschlechtsverkehr übertragen wird. Die Krebszellen entwickeln sich direkt am Gebärmutterhals.
Zu Beginn treten keinerlei Beschwerden auf, erst im späteren Verlauf treten folgende Symptome gehäuft auf:

- süßlich riechender Ausfluss,
- Unterleibsschmerzen.

Der Gebärmutterhalskrebs wächst rasch in das umliegende Gewebe ein, das erschwert die Therapie und die Sterblichkeitsrate ist deshalb relativ hoch. Die gynäkologische Vorsorgeuntersuchung, welche zwei Mal pro Jahr durchgeführt werden sollte, ist ein wesentlicher Beitrag zur Vorbeugung. Heute wird empfohlen, dass sich Frauen vor dem ersten Geschlechtsver-

---

281 Altgriechisch „*endon*" = innen; „*metra*" = Gebärmutter; „*osis*" = Erkrankung

kehr gegen das humane Papillomvirus[282] impfen lassen. Zusätzlich soll hier nochmals erwähnt werden, dass Kondome vor den meisten sexuell übertragbaren Infektionen schützen, sofern diese richtig angelegt sind und keine materiellen Mängel aufweisen.

10.5.1.8. Gebärmutterschleimhautkrebs

Sehr häufig sind Frauen im Klimakterium und nach der Menopause betroffen. Die bösartigen Zellen wachsen auf der Gebärmutterschleimhaut direkt in der Gebärmutterhöhle.
Das klassische Symptom sind Blutungen, die nach der Menopause wieder auftreten.
Die Therapie wird vom Gynäkologen individuell zusammengestellt. Die gynäkologische Vorsorgeuntersuchung ist ein wesentlicher Beitrag zur Vorbeugung.

10.5.1.9. Brustkrebs

Brustkrebs ist in der Wohlstandsgesellschaft weit verbreitet. Aktuellen Studien zufolge begünstigen die regelmäßige Einnahme der Antibabypille, ungesunde Ernährung und Übergewicht die Entstehung von Brustkrebs.

Die häufigsten Symptome sind:

* asymmetrische Brüste,
* eingezogene Brustwarze, speziell bei angehobenen Armen,
* tastbarer Knoten bzw. Verhärtung,
* Schwellung in der Achselhöhle,
* evtl. Flüssigkeitsaustritt aus der Brustwarze,
* juckende, schuppende Hautrötung,
* ziehende Schmerzen in der Brust.

Zur rechtzeitigen Erkennung von ersten Anzeichen wird neben der gynäkologischen Vorsorgeuntersuchung auch der **Selbstuntersuchung der Brust** durch die Frau eine besondere Bedeutung zugeschrieben:
Kurz nach dem Ende der Menstruation sollten Sie sich mit nacktem Oberkörper vor dem Spiegel stellen und die Brüste genau betrachten. Dabei hängen die Arme locker herunter, anschließend werden die Arme angehoben bzw. über dem Kopf verschränkt. Danach wird jede Brust systematisch abgetastet, dabei kann man sie in vier Viertel einteilen, damit kein Areal

---

282 Die Beratung und Aufklärung bezüglich möglicher Impfkomplikationen erfolgt durch den Gynäkologen.

vergessen wird. Sind oben genannte Symptome beobachtbar, muss rasch der Gynäkologe aufgesucht werden.

Ab dem 40.-45. Lebensjahr wird zusätzlich jährlich eine **Mammografie**[283] empfohlen.
Das Behandlungsspektrum ist breit gefächert und umfasst die operative Entfernung des Tumors sowie die Strahlen- und Chemotherapie. Brustkorrekturen im Rahmen der plastischen Chirurgie ergänzen die Therapie.

10.5.2. Erkrankungen der männlichen Geschlechtsorgane

10.5.2.1. Vorhautverengung

Bei 95% der neugeborenen Knaben ist die Vorhaut mit der Eichel verklebt, dies schützt vor Infektionen im Rahmen der Geburt. Spätestens zwischen dem 3. und 5. Lebensjahr lösen sich diese Verklebungen von selbst, die Vorhaut kann problemlos zurückgeschoben werden.
Ist dies nicht der Fall, spricht man von einer Vorhautverengung.

Die häufigsten Probleme sind:

- Probleme beim Urinieren,
- Infektionen der Eichel und Vorhaut, da die Intimtoilette eingeschränkt ist,
- Schmerzen bei der Intimtoilette,
- Harnstau,
- abgeschwächter Harnstrahl welcher seitlich abweicht.

Die Vorhautverengung muss im Regelfall in den ersten Lebensjahren operativ behoben werden.
Beim erwachsenen Mann kann es entzündungsbedingt (evtl. durch Geschlechtskrankheiten) zu einer Vorhautverengung kommen. Auch diese wird operativ behoben.

---

283 Latein „*mamma*" = weibliche Brust. Bei der Mammografie wird das Brustdrüsengewebe mittels Röntgenstrahlen dargestellt.

10.5.2.2. Hodenentzündung

Mumps[284] ist, neben anderen Krankheitserregern, aber auch Traumata, der häufigste Auslöser für eine Hodenentzündung.

Typische Symptome sind:

- starke Hodenschmerzen, welche in die Leiste ausstrahlen,
- Hitzegefühl,
- Fieber,
- Schwellung im Hodenbereich,
- Berührungsempfindlichkeit.

Durch die Entzündung und den Temperaturanstieg im Hoden kann es zur Unfruchtbarkeit kommen, welche schwer behandelbar ist. Diagnose und Therapie werden vom Facharzt für Urologie festgelegt.

10.5.2.3. Prostatavergrößerung

Bei Männern jenseits des 50. Lebensjahres tritt häufig eine Vergrößerung der Prostata auf, ein vermehrtes aber gutartiges Wachstum des Prostatagewebes. Die Prostata umgibt direkt die Harnröhre, diese wird durch das Wachstum eingeengt. Die Folge sind Harnabflussstörungen, der Rückstau des Harnes in die Blase und dadurch bedingt häufiger, lästiger Harndrang.

Typische Symptome sind:

- schwacher Harnstrahl,
- geringe Harnmengen beim Urinieren,
- besonders in der Nacht erhöhter Harndrang.

Bleibt die Erkrankung unbehandelt, kann sich der Harn bis ins Nierenbecken zurückstauen und dauerhafte Beschwerden verursachen (siehe Kapitel „Nieren und harnableitendes System").
Die moderne Medizin bietet viele erfolgreiche operative Behandlungsmethoden.

---

284 Mumps ist eine Virusinfektion, welche zur schmerzhaften Schwellung der Ohrspeicheldrüse führt. Die Dreierimpfung „Mumps-Masern-Röteln" schützt vor diesen Infektionen.

10.5.2.4. Prostatakrebs

Das Wachstum von bösartigen Zellen in der Prostata wird, wie beim Hodenkrebs, meist lange nicht bemerkt. Prostatakrebs führt erst in späteren Stadien zu Schmerzen und körperlichen Beschwerden.

Diese Beschwerden sind meist:

- Probleme beim Urinieren,
- sehr häufiger Harndrang bei geringen Harnmengen,
- Schmerzen im Blasenbereich,
- Blut im Harn,
- Blut in der Samenflüssigkeit,
- Erektionsstörungen[285].

Der Prostatakrebs setzt relativ rasch Metastasen, diese erschweren die Therapie bzw. sind oft der Anlass für weitere gesundheitliche Beschwerden. Die jährliche Prostatauntersuchung ab dem 50. Lebensjahr ist ein wesentlicher Beitrag zur Früherkennung. Sind bereits Erkrankungsfälle in der Familie bekannt, wird die Vorsorgeuntersuchung schon ab dem 45. Lebensjahr empfohlen.

10.5.2.5. Hodenkrebs

Hodenkrebs ist die häufigste Krebsform bei jungen Männern zwischen dem 20. und 40. Lebensjahr. Meist wird dieser zufällig entdeckt, in dem ein Knoten im Hodenbereich getastet wird. Sonst setzt der Tumor sehr selten Symptome, deshalb ist die regelmäßige **Selbstuntersuchung des Hodens** besonders wichtig. Dabei werden in monatlichen Abständen die Hoden auf mögliche Knoten bzw. Verhärtungen abgetastet.

Die häufigsten Symptome sind:

- Allgemeines Krankheitsgefühl wie Müdigkeit, Mattheit und Appetitlosigkeit,
- ziehender Schmerz in der Leistenregion,
- schmerzender Knoten im Hodenbereich,
- asymmetrische Hoden.

Wird im Rahmen der Therapie der erkrankte Hoden entfernt, ist die Zeugungsfähigkeit nicht eingeschränkt. Beidseitiger Hodenkrebs ist sehr selten,

---

285 Latein *„erigo"* = Aufrichtung, Erregung

in diesem Fall tritt nach einer beidseitigen Hodenentfernung die **Sterilität**[286] ein.

Zwecks kosmetischer Korrektur können entsprechend geformte Implantate in den Hodensack eingesetzt werden.

Die Urologie bietet eine Vielzahl von Behandlungsmöglichkeiten.

Die Geschlechtskrankheiten sowie die sexuell übertragbaren Krankheiten werden im Kapitel „Sinnesorgane", Abschnitt „Haut", bearbeitet. Die Diagnosestellung und Behandlung dieser Erkrankungen erfolgt über den Facharzt für Haut- und Geschlechtskrankheiten.

TESTEN SIE IHR KNOW-HOW!

1. Beschreiben Sie den Aufbau und die Funktion der weiblichen Geschlechtsorgane.
2. Beschreiben Sie den Aufbau und die Funktion der männlichen Geschlechtsorgane.
3. Wie wird der Zyklus der Frau ausgelöst und wie lange bleibt er bestehen?
4. Wie läuft der weibliche Zyklus ab?
5. Welche Vorgänge laufen im weiblichen Körper im Zuge einer Schwangerschaft ab?
6. Mit welchen Mitteln können Sie eine Schwangerschaft verhüten?

---

286 Latein „*sterilität*" = Frei sein von ... z. B. Samenzellen

11. Die Sinnesorgane

Wir hören, sehen, schmecken, riechen und fühlen, dadurch wissen wir von der Existenz unserer Umwelt, sei es Menschen, Tiere oder Gegenstände. Augen, Ohren, Zunge, Nase und der Tastsinn nehmen ständig Eindrücke auf und geben diese Informationen an das Gehirn weiter. Das Gehirn verleiht diesen eintreffenden Reizen, unterstützt durch das Gedächtnis, Realität. Der Duft einer Rose, der Gesang eines Vogels oder der Geruch von frisch gemähtem Gras kann in uns das Bild eines Gartens hervorrufen. Andererseits kann bei manchen Menschen der Anblick und Geruch von Blut einen Ohnmachtsanfall oder Erbrechen hervorrufen.

Sehen und Hören gelten in der Regel als die wichtigsten Sinnesorgane, da gerade ihr Verlust als Einschränkung des Lebensraumes empfunden wird. Völlig zu Unrecht wird dem Geschmacks- und Geruchssinn weniger Bedeutung beigemessen. Dabei schützen sie uns unter anderem vor verdorbenen Lebensmitteln oder austretendem Gas.

Aber auch der Tastsinn ist nicht minder wichtig. Denken Sie daran, wenn Sie eine heiße Herdplatte berühren. Was tun Sie? Zum Schutz zucken Sie sofort zurück. Personen, deren Tastsinn gestört ist (z. B. bei einer hohen Querschnittlähmung) zucken nicht sofort zurück, dementsprechend schwer kann die Verbrennung ausfallen.

11.1. Die Sinnesorgane im Überblick:

- Sehorgan: Sehempfindung,
- Die Haut: Temperatur-, Schmerz-, Berührungs- und Tastempfindung,
- Tiefensensibilität[287]: Körperlageempfindung,
- Geruchssinn: Geruchsempfindung,
- Geschmackssinn: Geschmacksempfindung,
- Gehörorgan: Gehörempfindung,
- Gleichgewichtsorgan: Lage- und Bewegungsempfindung des Kopfes.

11.1.1. Die Augen

Drei Viertel unserer Wahrnehmungen laufen über das Sehen. Das Auge kann von seiner Konstruktion und Funktion her mit einem Fotoapparat verglichen werden.

Hornhaut und **Linse** bündeln die eintreffenden Lichtstrahlen und sind für die Sehschärfe zuständig.

---

287 Sensibilität = Fühlen

Regenbogenhaut und **Pupille**[288] entsprechen der Blende der Kamera, d. h. sie regeln den Lichteinfall.

Die **Netzhaut** mit **Stäbchen** und **Zapfen** erzeugen letztendlich den Film. Die mit den Augen aufgenommenen Reize, also „der Film", werden über den **Sehnerv** direkt in das **Gehirn** transportiert, wo in Bruchteilen von Sekunden das fertig wahrgenommene Gesamtbild entsteht, der Film wird für uns sichtbar.

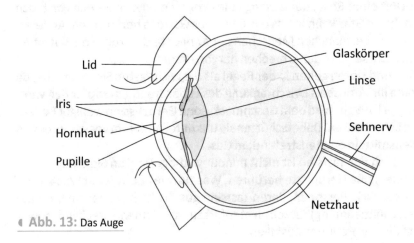

◀ **Abb. 13:** Das Auge

Der **Augapfel** liegt im Schutz der Augenhöhle, eingebettet in Baufett. Sechs außen gelegene **Augenmuskeln** ermöglichen feingesteuerte Bewegungen des Auges.

Die Wand des Augapfels besteht aus drei Schichten:

Die **äußere Augenhaut** bildet die glasklare, durchsichtige, gewölbte Hornhaut. Diese geht an ihrem Rand in die weißliche, undurchsichtige **Lederhaut** über. Hier heften sich die Augenmuskeln an.

Die darunter gelegene **mittlere Augenhaut** öffnet sich nach vorne in der uns schwarz erscheinenden **Pupille**.

Die Pupille kann sich durch glatte Muskeln verengen oder erweitern, abhängig von Lichteinfall, Gefühlen und Einfluss von Medikamenten bzw. Drogen[289].

---

288 Latein „*pupilla*" = Püppchen. Der Begriff ist mit hoher Wahrscheinlichkeit abgeleitet vom „Püppchen", als das man sich selbst im Auge eines Menschen spiegelt, den man direkt anschaut.

289 Früher verwendeten die Frauen das Gift der Tollkirsche um größere Pupillen zu erzielen, ein damaliges Schönheitsideal. Das Gift der Tollkirsche wird heute noch als „*bella donna*" bezeichnet, was so viel wie „*schöne Frau*" bedeutet.

Umgeben ist die Pupille von der **Regenbogenhaut** oder auch **Iris**[290] genannt, sie ist für unsere Augenfarbe verantwortlich. Je nachdem wie viele Pigmente in Form von Melanin eingelagert sind, haben wir eine dunkelbraune (besonders bei den Orientalen) oder hellblaue (besonders bei skandinavischen Völkern) Iris.

Die Regenbogenhaut trennt die **vordere** von der **hinteren Augenkammer**, beide sind mit Kammerwasser gefüllt.

Zur mittleren Augenhaut gehört auch der sogenannte **Ziliarkörper**[291], der die Linse umgibt. Beim Blick in die Ferne flacht er die Linse durch Zug ab, bei Betrachtung in der Nähe krümmt er die Linse durch Nachlassen des Zuges. So entsteht bei gesunden Augen immer ein scharfes Bild.

Die **innere Augenhaut** oder **Netzhaut** stellt dann schließlich die Verbindung zu den Fasern der Sehnerven her, diese wandeln die Energie in elektrische Impulse um. Besonders wichtig sind dabei die **Stäbchen**, die für Hell- und Dunkelsehen zuständig sind, daher also in der Dämmerung besonders wichtig sind. **Zapfen** wiederum sind für das Farben und Formensehen verantwortlich, sie arbeiten bei Tageslicht optimal. Im Zusammenspiel von Stäbchen und Zapfen wird den unterschiedlichen Erfordernissen bei Tag und Nacht Rechnung getragen.

Das folgende Beispiel veranschaulicht den eigentlichen **Sehvorgang** und die Übertragung der Reize auf andere Sinnesorgane:

Sie lieben Schokolade und sehen plötzlich am Tisch eine Tafel liegen, was passiert?

Der Lichtstrahl durchläuft in Bruchteil von Sekunden von vorne nach hinten folgende Teile des Auges:

- Hornhaut,
- vordere Augenkammer,
- Linse,
- Glaskörper,
- Netzhaut,
- Sehnerv,
- das Großhirn erstellt ein Gesamtbild,

---

290 Altgriechisch „*iris*" = der Regenbogen
291 Latein „*ciliare*" = Strahlen; der Ziliarkörper wird auch als Strahlenkörper bezeichnet, weil er optisch so strahlenförmig erscheint.

- das Gehirn erkennt über das Gedächtnis wieder: „Ah, meine Lieblingsschokolade".

Jetzt laufen weitere Prozesse im Gehirn ab:

- der Geschmacksinn wird aktiviert,
- das Wasser läuft im Mund zusammen,
- die Empfindung „Lust auf Schokolade" entsteht,
- die Motorik wird aktiviert,
- die Schokolade wird gierig ausgepackt, hier spielt der Gleichgewichtssinn eine wesentliche Rolle,
- das vertraute Geräusch des Papiers wird über das Gehör wahrgenommen,
- die Empfindung „Lust auf Schokolade" wird nochmals gesteigert,
- jetzt wird der Geruch wahrgenommen, den das Gehirn sofort wiedererkennt,
- ein Stück wird abgebrochen und in den Mund gesteckt, der Geschmack und das Geräusch (das Knacken der Schokolade beim Abbrechen und Hineinbeißen) wahrgenommen,
- die leicht angeschmolzenen Schokoladenreste auf den Fingern werden wahrgenommen und abgeleckt bzw. abgewischt,
- die Lust ist befriedigt, der Gusto ist gestillt. Ist dies nicht der Fall, wird der Vorgang wiederholt und die nächste Rippe abgebrochen.

Schutz bietet dem Auge:

- gut und bei Bedarf reflexartig schließende **Ober- und Unterlider**, die für die gleichmäßige Verteilung der **Tränenflüssigkeit** über den Augapfel sorgen und damit der Austrocknung des Augapfels vorbeugen. Die Lider schützen auch vor dem Eindringen von Fremdkörpern in das Auge.
- Die **Wimpern** unterstützen die Lider und halten Fremdkörper vom Augapfel ab.
- Die **Augenbrauen** fangen bei starker Schweißbildung auf der Stirne den Schweiß auf und verhindern so das Eindringen in die Augen.
- Die **Tränenflüssigkeit**, eine leicht salzige, klare Flüssigkeit, welche in den **Tränendrüsen** erzeugt wird, hält das Auge feucht. Sie enthält einen geringen Anteil eines antibakteriellen[292] Wirkstoffs, der eventu-

---

292 Griechisch „*anti*" = gegen; antibakteriell bedeutet „gegen bestimmte Bakterien gerichtet".

ell eintretende Keime abtötet. Emotional, durch Freude oder Trauer, aber auch durch eingedrungene Fremdkörper wie etwa ein Staubkorn oder eine Wimper, kann es zu vermehrtem Tränenfluss kommen. Dieser dient unter anderem dazu, den Fremdkörper aus dem Auge zu spülen. Die überschüssige Flüssigkeit läuft über den inneren Lidwinkel weiter in das **Tränenröhrchen**, den **Tränensack** und von dort über den **Tränennasengang** in den unteren Gang der Nasenhöhle. Deshalb müssen wir uns, egal aus welchem Grund wir weinen, schnäuzen.

- Die knöcherne Augenhöhle, ausgepolstert mit Baufett[293], schützt (ähnlich wie bei der Niere) vor Stoß und Druck.

11.1.1.1. Erkrankungen der Augen

Die Verordnung jeglicher nachfolgend angeführter Brillen[294] erfolgt erst nach genauer Untersuchung vom Facharzt für Augenheilkunde.

11.1.1.1.1. Kurzsichtigkeit

Bei der Kurzsichtigkeit ist der Augapfel zu lang, deshalb werden die eintreffenden Lichtstrahlen schon vor der Netzhaut vereinigt. Um wieder ein scharfes Bild zu bekommen, werden Brillen mit Zerstreuungsgläsern eingesetzt.
Diese werden als **konkave**[295] **Gläser** bezeichnet, die Oberfläche ist nach innen gewölbt.

11.1.1.1.2. Weitsichtigkeit

Bei der Weitsichtigkeit liegt der umgekehrte Fall vor, der Augapfel ist zu kurz, die eintreffenden Lichtstrahlen vereinigen sich hinter der Netzhaut. Abhilfe schaffen hier Brillen mit Sammelgläsern, diese werden als **konvexe**[296] **Gläser** bezeichnet. Die Oberfläche ist nach außen gewölbt. Ergänzend sei angemerkt, dass Neugeborene fast stets weitsichtig auf die Welt kommen.

11.1.1.1.3. Alterssichtigkeit

Mit zunehmendem Alter verliert die Linse des Auges an Elastizität, daher wird auch oft die Bezeichnung „**Altersweitsichtigkeit**" verwendet. Die

---

293 Angemerkt sei hier, dass die sogenannten kosmetischen Tränensäcke entgegen ihrer Bezeichnung ganz und gar nichts mit Tränen zu tun haben. Aufgrund einer Bindegewebsschwäche rutschen bei manchen Menschen im Laufe der Lebensjahre die Fettpolster nach unten, dies kann chirurgisch korrigiert werden. Ein bekanntes Beispiel ist der inzwischen verstorbene Schauspieler und Darsteller des „Derrick", Horst Tappert.
294 Griechisch „beryllos" = Augengläser zur Verbesserung der Lichtbrechung des Auges
295 Latein „concavus" = ausgehöhlt, einwärts gewölbt
296 Latein „convexus" = nach außen gewölbt

Lektüre muss immer weiter von den Augen weggehalten werden, damit sie gelesen werden kann. Eine sogenannte **Lesebrille**, richtig bemessen, damit sich ein bequemer Abstand der Leseentfernung von circa 33 cm ergibt, ist zweckmäßig.

11.1.1.1.4. Hornhautkrümmung

Oftmals angeboren, entsteht durch die unregelmäßige Krümmung der Hornhaut im optischen Apparat des Auges eine stärker und eine schwächer brechende Achse, die senkrecht zueinander stehen. Dadurch wird jeder Bildpunkt zu einem Strich verzerrt. Aus diesem Grund bezeichnet man die Hornhautkrümmung auch als **Stabsichtigkeit**. Diese kann durch eine Brille mit Zylindergläsern korrigiert werden, auch Operationen mittels Lasertechnik[297] sind möglich.

All diese Fehlsichtigkeiten können auch durch Kontaktlinsen korrigiert werden. Diese gibt es mittlerweile, je nach Verträglichkeit und Empfehlung des Augenarztes, aus Glas oder Kunststoff. Manche Kontaktlinsen können auch über mehrere Tage im Auge verbleiben. Der Optiker bietet Beratung zum Thema Handhabung und Pflege der Kontaktlinsen an.

11.1.1.1.5. Schielen

Durch die Schwäche eines äußeren Augenmuskels kommt es zur Änderung des Blickwinkels eines Auges. Bei Kleinkindern wird versucht, diese Fehlfunktion zu korrigieren, in dem man das korrekt arbeitende Auge mit einem Verband abdeckt bzw. das Brillenglas abklebt. Dadurch soll die Muskulatur des geschwächten Auges gestärkt werden. Das ist insofern wichtig, weil es sonst zu keiner richtigen Wahrnehmung des Blickfeldes kommt. Brillenverordnungen können in bestimmten Fällen die Therapie unterstützen, im Einzelfall wird das Schielen operativ behoben.

11.1.1.1.6. Augenbindehautentzündung

Die Bindehaut des Auges entzündet sich aufgrund verschiedener Einflüsse, diese sind:

- Bakterien,
- chemisch-physikalische Reize, bedingt durch Fremdkörper wie Staub, Pollen und Allergene.

---

297 Jeder Laserimpuls erzeugt eine Minigasblase, welche das Gewebe trennt. Durch tausende, computerplatzierte, nebeneinander liegende Laserimpulse sind dreidimensionale hochpräzise Laserschnitte im Hornhautinneren möglich. Dies erfolgt praktisch ohne Wärmeentwicklung.

Typische Symptome sind:

- Rötung der Bindehaut,
- Schwellung,
- Schmerzen,
- Juckreiz,
- kratzendes Gefühl, als wäre Sand im Auge,
- Wärmegefühl,
- vermehrte Tränenbildung,
- evtl. Eiteransammlung bei bakterieller Infektion.

Bakterielle Bindehautentzündungen des Auges sind sehr ansteckend und oftmals in Kindergärten weit verbreitet. Es handelt sich dabei um eine typische Schmierinfektion, d. h. über die Hände wird der Erreger übertragen. So reibt sich z. B. ein Kind das Auge und greift anschließend ein Spielzeug an, das nächste Kind benützt ebenfalls dieses Spielzeug, greift sich dann ins Gesicht, der Erreger gelangt so in dessen Auge. Erkrankte Kinder und Erwachsene sollten deshalb, um die Ansteckungsgefahr zu vermeiden, bis zum Abklingen der Symptome zu Hause bleiben.
Antibiotische Augensalben und -tropfen schaffen rasche Abhilfe, diese müssen jedoch nach genauer ärztlicher Untersuchung speziell angeordnet werden.

Handelt es sich um chemisch-physikalische Reize, ist es erstrebenswert den Verursacher ausfindig zu machen damit er fachgerecht entfernt werden kann, wobei der Kontakt mit Pollen und Allergenen so gut als möglich vermieden werden sollte.

11.1.1.1.7. Gerstenkorn

Das Gerstenkorn ist eine bakterielle Entzündung des Augenlidrandes. Wer schon einmal darunter gelitten hat, weiß wie schmerzhaft ein Gerstenkorn sein kann, abgesehen von der optischen Erscheinung wie Rötung, Schwellung des Lidrandes, Eiterpunkt mit freien Auge sichtbar, gepaart mit Schmerzen. Die Diagnose und Therapie erfolgt über den Facharzt für Augenheilkunde.

11.1.1.1.8. Hagelkorn

Es handelt sich dabei um eine etwa erbsengroße Schwellung am Ober- oder Unterlid, die Ursache ist eine chronische[298] Entzündung. Das Hagelkorn ist im Gegensatz zum Gerstenkorn schmerzfrei. Meist muss es operativ entfernt werden.

11.1.1.1.9. Makuladegeneration[299]

Bei dieser Augenerkrankung gehen Netzhautzellen zugrunde, der Punkt des schärfsten Sehens geht dabei langsam verloren. Es kommt dabei zu einen zentralen Gesichtsfeldausfall, das bedeutet wenn Sie z. B. eine Blumenvase in der Mitte des Tisches betrachten, sehen Sie die Vase nicht mehr bzw. nur mehr sehr verschwommen, der Rand des Tisches rund um die Vase ist aber noch sichtbar. Diese Sehstörung beeinträchtigt den Alltag maßgeblich.

Häufige Ursachen sind:

- Rauchen,
- hoher Blutdruck,
- genetische Faktoren.

Wird die Makuladegeneration nicht behandelt, führt sie zur Blindheit.

11.1.1.1.10. Grüner Star[300]

Der grüne Star ist eine Sehstörung bedingt durch den krankhaft erhöhten Druck im Augeninneren. Durch den zu hohen Druck ist die Durchblutung des zentralen Sehnervs gefährdet, dies führt zu Gesichtsfeldausfällen, d. h. bestimmte Anteile des Bildes können nicht mehr optisch wahrgenommen werden. Wenn Sie sich z. B. mit Ihren beiden Händen seitlich das Gesichtsfeld abdecken, so als würden sie durch eine Auslagescheibe schauen, können Sie sich selbst einen Eindruck verschaffen, was ein seitlicher Gesichtsfeldausfall bedeutet.
Der grüne Star kann prinzipiell durch konsequente Anwendung von entsprechenden Augentropfen gut behandelt werden. Erfolgt diese nicht, kann der grüne Star zur Blindheit führen.

---

298 Griechisch „*chronos*" = die Zeit; eine chronische Entzündung ist eine Entzündung welche über einen langen Zeitraum im unterschiedlichen Ausmaß besteht.

299 Latein „*makula lutea*" = Gelber Fleck. Die Makula lutea ist der schärfste Punkt des Sehens. Latein „*degeneration*" = Funktionsverlust, Funktionseinschränkung.

300 „Grüner Star" ist seit dem 8. Jahrhundert eigentlich eine übliche Bezeichnung für Linsentrübung. Durch die Entzündung erscheint die Regenbogenhaut grünlich.

11.1.1.1.11. Grauer Star

Hier führt eine Trübung der Linse zur Sehstörung. Bei betroffenen Menschen, die an einem fortgeschrittenen grauen Star leiden, kann man die grau getrübte Linse hinter der Pupille gut sehen (von hier leitet sich der Begriff auch ab).

Der Sehverlust erfolgt langsam und schmerzlos, die Betroffenen beschreiben, sie sehen wie im dichten Nebel.

Eine operative Entfernung[301] der getrübten Linse(n) bessert das Sehvermögen massiv. Sind beide Linsen betroffen, werden die trüben Linsen einzeln im Abstand von mehreren Wochen entfernt und jeweils durch eine Kunststofflinse ersetzt.

Es bedarf einiger Zeit, bis eine Anpassung an das klare Sehen erfolgt.

11.1.1.1.12. Netzhautablösung

Die Netzhautablösung ist bedingt durch Augenverletzungen oder Augenkrankheiten, diese können zum teilweisen Verlust der Sehfähigkeit führen. Durch die sofortige Behandlung, meist mit Laserstrahlen, ist es möglich, die Netzhaut wieder anzuheften.

11.1.1.1.13. Blindheit durch Diabetes mellitus

Bei nicht bzw. mangelhaft behandeltem Diabetes mellitus können die feinen Gefäße der Netzhaut durchlässig werden, die flüssigen Bestandteile des Blutes[302] dringen in das Gewebe ein und zerstören die Nervenzellen, die Verschlechterung des Sehens ist die Folge. Die Durchblutungsstörung kann bis zur Erblindung führen, diese ist dann nicht mehr behebbar.

11.1.1.1.14. Nachtblindheit

Bei Nachtblindheit ist die Fähigkeit zur Anpassung des Auges an die Dunkelheit stark eingeschränkt oder nicht vorhanden. Sie entsteht durch eine Funktionsstörung bzw. dem gänzlichen Ausfall der Stäbchen. Diese Funktionsstörung wird durch Vitamin A-Mangel[303] begünstigt. Betroffene Menschen haben Probleme bei Autofahrten in der Nacht.

11.1.1.1.15. Blindheit

Blindheit kann angeboren oder erworben (z. B. durch Chemikalien, Unfall mit schwerer Augenverletzung, Diabetes mellitus) sein.

---

301 Schon in der Antike wurden erfolgreiche Staroperationen durchgeführt.
302 Siehe Kapitel „Blut und lymphatisches System".
303 Vitamin A-Mangel tritt gehäuft in der Folge von Lebererkrankungen auf.

Das Leben von blinden Menschen wird durch zahlreiche Hilfsmittel unterstützt, einige davon sind hier angeführt:

- Blindenstock zur Ertastung des Umfeldes wie z. B. Randsteinkanten,
- Brailleschrift[304], bereits auch schon am PC möglich,
- Hilfen in der Stadt wie z. B. akustische Signale bei Ampelanlagen (lautes Ticken), erhabene Bodenmarkierungen im U-Bahnbereich und Durchsagen in öffentlichen Liften,
- Blindenhund: Die Ausbildung von Blindenhunden ist zeit- und kostenintensiv, aber im Gegenzug dazu übernehmen sie viele wertvolle Aufgaben im Alltag.

11.1.1.1.16. Augenprothese

Durch Unfälle oder Tumore erfolgte Verluste eines Auges bedingen eine optische Korrektur mittels einer Augenprothese, welche im Volksmund als **Glasauge** bezeichnet wird. Dieses wird an die Optik des noch erhaltenen Auges angepasst.

Hat ein bösartiger Tumor das Umfeld des Auges mit angegriffen, besteht heute die Möglichkeit mittels einer sogenannten **Epithese**[305] ein menschenwürdiges Auftreten in der Gesellschaft zu ermöglichen.

Es bedarf verständlicherweise einige Zeit, bis sich der Betroffene an das eingeschränkte Blickfeld durch das fehlende Auge gewöhnt hat, so ist z. B. die aktive Teilnahme am Straßenverkehr stark eingeschränkt.

11.1.2. Die Haut und Hautanhangsgebilde

11.1.2.1. Die Haut

Die Haut[306] bedeckt die gesamte Körperoberfläche und ist mit circa 2 qm und 12% des Körpergewichts das größte Organ des menschlichen Körpers.

---

304 Der Franzose Louis Braille (1809 – 1852) gilt als Erfinder des Punktschriftsystems. Die nach ihm benannte Brailleschrift, welche er übrigens mit 16 Jahren fertig entwickelt hatte, findet heute überall Anwendung. So sind z. B. Medikamentenverpackungen auch immer in der Brailleschrift gekennzeichnet. Betrachten Sie einmal Ihre private Hausapotheke genauer.

305 Griechisch „epithese" = der Gegenstand, der aufgelegt wird. Epithesen sind für Körperversehrte und für Gesichtsversehrte im Besonderen ein sehr wichtiges Hilfsmittel. Sie dienen vor allem zur Bedeckung und zum Ausgleich bei Kopf und Halsdefekten, auch zur Anwendung in funktioneller Hinsicht, ähnlich einer Prothese. Der ästhetische Aspekt steht dabei im Vordergrund.

306 Griechisch „cutis" = die Haut; Wird ein Medikament, wie z. B. Insulin oder Heparin, unter die Haut gespritzt, spricht man von subcutaner Verabreichung. Latein „sub-" = unter

Die Haut hat folgende Aufgaben:

- Schutz vor mechanischen, chemischen und thermischen Schädigungen,
- Schutz vor Krankheitserregern,
- Speicherung von Depotfett im Unterhautfettgewebe,
- Bildung von Talg und Schweiß,
- Temperaturregulation, d. h. Aufrechterhaltung der entstandenen Wärme im Körperinneren bzw. Kühlung der Körperoberfläche; dies geschieht durch das Blutgefäßnetz und regulierte Schweißabsonderung.
- Sinnesfunktion: Dank den verschiedenen Tastkörperchen in der Haut können wir Wärme, Kälte, Berührung und Schmerz wahrnehmen.

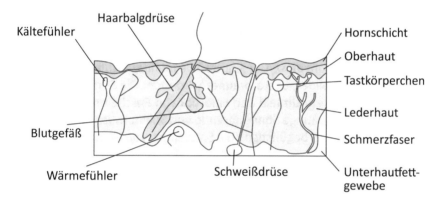

◀ Abb. 14: Die Haut

Sie gliedert sich in **Leistenhaut** und **Felderhaut**.
Leistenhaut[307] wird die unbehaarte Haut der Hohlhand und der Fußsohle benannt, die bei jedem Menschen ein persönliches individuelles Muster aufzeigt. Dieses Muster wird bei der Anfertigung eines Fingerabdruckes[308] gut sichtbar. Die Oberhaut verhornt in diesen Bereichen stärker, besonders im Fußsohlenbereich[309].
Die übrige Haut am Körper, welche je nach Typus mehr oder weniger stark behaart ist, wird Felderhaut[310] genannt.

---

307 Der Name ergibt sich, weil das Hautmuster wie feinste Leisten erscheint.
308 Bisher konnte kein einziger registrierter Fingerabdruck auf der gesamten Welt zwei Personen zugeordnet werden.
309 Bei der Fußpflege wird die überschüssige Oberhaut der Leistenhaut entfernt.
310 Durch feine Furchen und Falten wird die Hautoberfläche in regelrechte kleine Felder eingeteilt.

Prinzipiell lässt sich die gesamte Haut wie folgt unterteilen:

- **Oberhaut:** Der Großteil der Oberhaut besteht aus Hornhaut, welche je nach Beanspruchung unterschiedlich dick ist. So bilden sich z. B. bei Arbeitern an den Händen Schwielen. Hornhaut besteht aus abgestoßenen Hautzellen, welche nicht durchblutet sind und keiner Nervenversorgung unterliegen. Das ist auch der Grund, warum man bei einer üblichen Fußpflege nicht blutet bzw. keine Schmerzen empfindet. Das Gefühl des Kitzelns entsteht aus der Tiefensensibilität.
  Im unteren Bereich der Oberhaut befindet sich die Keimschicht. Die Haut regeneriert sich von unten nach oben, d. h. die Zellen werden hochgeschoben und im Laufe des Alterungsprozesses als Hautschuppen abgestoßen.
  In der Keimschicht liegen auch die Pigmentzellen, welche auf UV[311]-Bestrahlung reagieren. Liegt ein Mensch im Urlaub über längere Zeit in der Sonne, legen sich die Ausläufer der Pigmentzellen über die einzelnen Zellkerne, um diesen zu schützen. Je mehr Ausläufer jede einzelne Pigmentzelle bildet, desto brauner wird man. Die Sonnenbräune erweckt in unserem Umfeld den Eindruck von Frische und Gesundheit. Zu viel Sonne, häufige Sonnenbrände und Solariumbesuche[312] schädigen die Haut und begünstigen die Entstehung von Hautkrebs.

- **Lederhaut:** In der Lederhaut befinden sich die **Haarwurzeln**, **Talgdrüsen**, **Schweißdrüsen** und **Tastkörperchen**. Sie enthält zahlreiche Blut- und Lymphgefäße.
  Der Ursprung der Haare ist die Haarzwiebel, das Haar wird aus Keratin gebildet und drängt dann an die Oberfläche. Jedes Haar wird von einer Talgdrüse begleitet, **Talg** hält Haare und Haut geschmeidig.
  Die Schweißdrüsen haben ihren eigenen Ausführungsgang, unabhängig von den Talgdrüsen. Besonders viele Schweißdrüsen haben wir an den Handflächen, Fußsohlen und Achselhöhlen. Bei Hitze, körperlicher Anstrengung oder beim Genuss scharfer Speisen oder heißen Getränken beginnen wir meist verstärkt zu schwitzen. Die Hauptaufgabe des **Schweißes** ist es, die Körperoberfläche zu kühlen indem Verdunstungskälte entsteht. Frischer Schweiß ist geruchlos, erst die Zersetzung des Schweißes durch bestimmte Bakterien bewirkt den typi-

---

311 Latein *„ultra"* = jenseits; UV-Licht = ultraviolettes Licht und bedeutet „jenseits von Violett". UV-Licht beginnt mit einer kürzeren Wellenlänge als jenes Licht, das mit dem freien Auge gerade noch als blauviolette Farbe wahrgenommen werden kann.
312 Aufgrund des erhöhten Hautkrebsrisikos ist der Besuch eines Solariums vor Vollendung des 18. Lebensjahres gesetzlich verboten.

schen, unangenehmen Schweißgeruch. In diesem Zusammenhang sei angemerkt, das Deodorants[313] nur nach, und nicht anstatt der Körperpflege verwendet werden sollen. Von Antitranspirantien[314] ist abzuraten, da sie die Schweißproduktion hemmen und die Oberflächenkühlung des Körpers behindert wird.

Eine Sonderform der Schweißdrüsen sind die **Duftdrüsen**, welche erst in der Pubertät aktiv werden. Sie liegen in den Achselhöhlen und im Genitalbereich.

Der Name der Lederhaut ergibt sich deshalb, da aus dieser Hautschicht, welche auch Rinder, Schafe, Ziegen und Schafe haben, Leder[315] erzeugt wird. Verletzt man sich z. B. durch einen tiefen Schnitt die Lederhaut, heilt diese Verletzung immer mit einer Narbe ab. Im Vergleich dazu heilen Verletzungen der Oberhaut ohne Narbe ab.

Oberhaut und Unterhaut bilden „die Haut".

- **Unterhaut**: Die Dicke der Unterhaut kann, je nach Fetteinlagerung, wenige Millimeter bis einige Zentimeter betragen. Das Problem des Übergewichtes ist in der Industriegesellschaft stark im Vormarsch, so gibt es in Österreich bereits circa 50% Übergewichtige im unterschiedlichen Ausmaß.

  Die ursprüngliche Funktion der Unterhautfettgewebes ist aber die Wärme- und Energiespeicherung.

  Wenn wir frieren, stellen sich unsere Körperhärchen auf. Die dabei entstehende Gänsehaut ist ein Relikt, dass uns aus Urzeiten verblieben ist, heute aber keine wirkliche Funktion mehr hat. Bei Tieren mit Fell bewirkt das Aufrichten der Haare die Entstehung eines wärmenden Luftpolsters.

11.1.2. Die Hautanhangsgebilde

Zu den Hautanhangsgebilden zählen alle Strukturen, welche in der Oberhaut und Lederhaut gebildet werden.

Dazu zählen:

- **Haare**

---

313 Latein „desodorant" = Entriecher
314 Griechisch „anti" = gegen, „transpiration" = Schweißabsonderung
315 In der Fachliteratur ist nachzulesen, dass zur Zeit des Nationalsozialismus auch aus Menschenhaut Leder gefertigt wurde.

Das Haar besteht aus dem wasserunlöslichen Eiweiß **Keratin**[316], ein dichtes Material, das auch als **Horn** bezeichnet wird.

Beim Neugeborenen findet sich meist am ganzen Körper eine feine Behaarung, diese wird als **Lanugobehaarung**[317] bezeichnet. Beim Erwachsenen sind Körperhaare an den großen Hautpartien, je nach Typus, im unterschiedlichen Ausmaß zu finden.

Prinzipiell findet man beim Erwachsenen folgende Haare:

- Kopfhaare,
- Augenwimpern,
- Augenbrauen,
- Barthaare,
- Haare in der Nasenöffnung und des äußeren Gehörganges,
- Achselhaare,
- Schamhaare,

Augenwimpern und Augenbrauen werden auch als **Borstenhaare** bezeichnet.

- **Finger- und Zehennägel**

Sie bestehen, wie die Haare, aus Keratin. Nägel werden von der Oberhaut gebildet. Es entstehen stabile Hornplatten, diese schützen die Finger- und Zehenglieder vor Druck und Stoß. Sie verstärken auch das Tastempfinden.

- **Hautdrüsen**

Dazu zählen:

- Talgdrüsen,
- Schweißdrüsen,
- Duftdrüsen und
- Brust- oder Milchdrüsen[318].

Talg-, Schweiß- und Duftdrüsen liegen, wie bereits zuvor beschrieben, in der Lederhaut.

---

316 Griechisch „*keratos*" = Horn
317 Latein „*lana*" = Wolle; die Lanugobehaarung bildet sich circa in der 16. Schwangerschaftswoche und dient als Hautschutz. Sie trägt dazu bei, dass die Käseschmiere am Körper haften bleibt.
318 Siehe Kapitel „weibliche Geschlechtsorgane"

11.1.3. Erkrankungen der Haut und Hautanhangsgebilde

11.1.3.1. Ekzeme[319]

Beim Ekzem wird durch verschiedenste Auslöser eine Entzündung der Haut verursacht. Diese ist nicht durch Infektionen ausgelöst, Ekzeme sind deshalb auch nicht ansteckend. Die Wahrscheinlichkeit zu mindestens einmal in seinem Leben ein Ekzem zu bekommen liegt bei nahezu 100%.

Die häufigsten Auslöser sind:

- Stoffe, mit denen man oftmals (beruflich) in Kontakt kommt, wie Mehl bei Bäckern, Haarfärbemittel bei Friseurinnen, Einmalhandschuhen bei Pflegepersonen oder Putzmittel bei Hausfrauen, Kontakt mit Modeschmuck und Uhren (Nickelallergie),
- genetische Faktoren,
- Sonnenlicht bzw. UV-Bestrahlung; So kann es nach dem Auftragen von Sonnencreme im Gesicht oder nach dem Besprühen mit Parfum im Dekolleté in Kombination mit Sonnenlicht zur Bildung eines Ekzems kommen,
- starke Schweißbildung in Hautfalten[320],

Vielen Formen der Ekzeme können keine eindeutigen Auslöser zugeordnet werden, so diskutiert die Fachwelt, ob die **Neurodermitis**[321] genetisch bedingt ist.

Typische Symptome der Ekzeme sind:

- Hautrötung
- Bläschen
- nässende Hautareale
- Juckreiz
- Schuppenbildung
- Krustenbildung
- Spannungsgefühl der Haut

---

319 Griechisch „*ekzema*" = Aufgegangenes; heute wird im Volksmund auch der Begriff „Juckflechte" verwendet.
320 Dies wird als „Intertrigo" bezeichnet, es ist ein Oberbegriff der Medizin ohne Hinweis auf die Ursache; siehe Hrsg.: Jedelsky, Heimhilfe, Springer Verlag, 3. Auflage.
321 Griechisch „*neuron*" = Nerv; Griechisch „*derma*" = Haut; „*-itis*" = Entzündung. Im 19. Jahrhundert meinte man, ein Ekzem wäre eine Nervenentzündung.

Ein Ekzem heilt üblicherweise ohne Narbenbildung ab.

Die Diagnosestellung und Therapie erfolgt über den Facharzt für Haut- und Geschlechtskrankheiten[322].

11.1.3.2. Haut-, Haar- und Nagelpilz

Bestimmte Pilze wachsen bevorzugt in den verhornten Hautarealen der Oberhaut sowie im Hornmaterial der Haare und Nägel. Diese Pilze sind ansteckend, die Übertragung erfolgt durch direkten Kontakt.

Die nachfolgenden Beispiele sollen Ihnen den Weg der Übertragung veranschaulichen:

- Ganzkörperwaschung ohne Einmalhandschuhe: Eine Heimhilfe ist im Einsatz bei einem Klienten, er benötigt ihre Hilfe bei der Körperpflege. Sie wäscht ihn vorschriftswidrig ohne Einmalhandschuhe und kommt so über das Waschwasser mit den gelösten, pilzhältigen Hautschuppen in Kontakt und könnte sich so infizieren. Es gibt viele Formen von Pilzinfektionen, die mit freiem Auge nicht erkennbar sind, daher nochmals der Hinweis: Tragen Sie Einmalhandschuhe laut den geltenden Hygienerichtlinien!

- Fußpflege: Wenn Sie sich in einem Salon eine Fußpflege zur Entspannung gönnen, soll sichergestellt werden, dass die Instrumente zwischen den einzelnen Kunden demensprechend sterilisiert[323] werden bzw. Einmalgeräte in Verwendung sind.

Wenn Sie in einem öffentlichen Bad barfuß gehen und ihre Füße nicht desinfizieren, ist aufgrund der hohen Feuchtigkeit und Wärme ein erhöhtes Infektionsrisiko gegeben.

Beim Eindringen des Erregers muss das Immunsystem überwunden werden, Stress, ungesunde Lebensweise oder Krankheit schwächen dieses und erleichtern den Prozess der Infektion. Pilze sind Sporenbildner, diese Sporen sind besonders widerstandsfähig und können bis zu 18 Monaten überleben. Deshalb sollten im Schuhgeschäft niemals barfuß Schuhe anprobiert werden.

---

322 Oftmals wird auch der Begriff „Dermatologe" verwendet. Griechisch *„derma"* = Haut; *„logos"* = Lehre.

323 Im Rahmen der Sterilisation werden alle lebenden Mikroorganismen auf Gegenständen abgetötet. Dies geschieht durch Hitze oder chemische Stoffe wie z. B. Gas.

Typische Symptome sind:

- absplitternde Nägel,
- Juckreiz an der betroffenen Stelle,
- Hautveränderungen,
- Haarausfall.

Die Abklärung und Therapie über den Facharzt für Haut- und Geschlechtskrankheiten ist empfehlenswert.

11.1.3.3. Schuppenflechte

Normalerweise erneuert sich die Oberhaut etwa alle 26 Tage, d. h. die Hautzellen wandern von unten nach oben und werden zuletzt als Hautschuppen unmerklich abgestoßen. Bei der Schuppenflechte wird die Oberhaut schon etwa alle 7 Tage neu gebildet, zusätzlich ist die natürliche Verhornung deutlich verstärkt. Dabei werden größere Schuppenteile abgestoßen, diese werden oft als unansehnlich empfunden.
Als Ursache wird eine Fehlfunktion des Immunsystems sowie eine erbliche Komponente angenommen.

Typische Symptome sind:

- stark schuppende Herde, welche Handtellergröße erreichen können,
- häufig befinden sich die Herde an Knien, Ellenbogen und Kopfhaut,
- Juckreiz,
- Rötungen unter der Schuppenschichte.

Viel zu wenig ist in der Bevölkerung bekannt, dass die Schuppenflechte nicht ansteckend ist, die psychische Belastung steht oftmals im Vordergrund, da die Erkrankung das optische Erscheinungsbild verändert. So ist es unangenehm, einen Friseurbesuch zu planen, wenn die Kopfhaut mit einer ausgeprägten Schuppenschicht bedeckt ist oder die Betroffenen haben oft Hemmungen neue Kleidungsstücke in der Umkleidekabine eines Geschäftes anzuprobieren. Besuche im Freibad können zum Spießrutenlauf werden, die angewiderten Blicke des Publikums bis hin zu verbalen Äußerungen erschweren den Alltag.
Die Behandlung gestaltet sich sehr vielschichtig und nimmt meist einen längeren Zeitraum in Anspruch.

11.1.3.4. Warzen

Am häufigsten treten in der zweiten Lebenshälfte **Alterswarzen** auf. Sie sind gutartig, nicht ansteckend, aber oft kosmetisch störend. Meist werden sie durch Sonnenlicht, UV-Strahlung und Chemikalien ausgelöst. Die Entfernung der Alterswarzen ist oftmals die Therapie der Wahl.

Dellwarzen treten gehäuft im Kindesalter auf. Es handelt sich dabei um etwa stecknadelkopfgroße bis erbsengroße erhabene Warzen, welche meist in der Mitte eine Delle liegen und einen kleinen Ausführungsgang haben. Dellwarzen werden durch Viren ausgelöst und sind somit ansteckend. Durch den Ausführungsgang gelangen die Viren an die Hautoberfläche und infizieren weitere Hautareale bzw. andere Personen. Um Dellwarzen effizient behandeln zu können, ist die Entfernung aller Warzen in einer Behandlungssitzung empfehlenswert.

Genitalwarzen, auch **Feigwarzen** genannt, sind ansteckend und werden beim Geschlechtsverkehr über Hautkontakt übertragen. Der Krankheitserreger ist ein Virus, welcher nicht vollständig durch die Verwendung eines Kondoms verhindert werden kann, da sich die Feigwarzen auch im Umfeld des Genitalbereichs befinden können.
Feigwarzen sind sehr zerklüftet und fließen zu sogenannten Beeten, d. h. größeren Flächen zusammen. Meist verläuft die Infektion ohne nennenswerte Beschwerden, circa 30% der Infektionen heilen spontan ab. Ist dies nicht der Fall, müssen die Feigwarzen komplett entfernt werden. Bis dies erfolgt ist, soll auf Geschlechtsverkehr verzichtet werden.
Das Virus[324] wird auch für die Entstehung des Gebärmutterhalskrebses verantwortlich gemacht. Die Impfung junger Frauen vor dem ersten Geschlechtsverkehr ist deshalb empfehlenswert.

11.1.3.5. Basaliom

Die Basalzellen sind jene Zellen, welche die Grenze zur Lederhaut bilden. Diese Basalzellen verändern sich bösartig, meist verursacht durch Sonnenlicht.
Zumeist sind das Gesicht, der Hals und/oder die Arme betroffen.
Das Basaliom kann zwar mitunter eine beachtliche Größe bzw. Tiefe erreichen, es setzt aber nur äußerst selten Metastasen. Generell werden Basaliome operativ entfernt.

---

324 Das Virus trägt die Bezeichnung „humanes Papillomvirus" oder auch HPV genannt.

11.1.3.6. Melanom[325]

Das Melanom, oder auch schwarzer Hautkrebs genannt, ist eine Entartung der Pigmentzellen mit aggressivem Krankheitsverlauf. Die Krebszellen setzen in sehr frühen Stadien Metastasen, das erschwert die Behandlung. Häufigste Auslöser sind Sonnenlicht bzw. der übermäßige Besuch von Solarien.

Besonderes Augenmerk wird deshalb auf die Vorbeugung gelegt, so wurde z. B. der Besuch von Solarien für Personen unter 18 Jahren gesetzlich untersagt. Der übermäßige Aufenthalt in der prallen Sonne trotz Anwendung einer Sonnenschutzcreme ist ebenfalls schädlich.
Auch die regelmäßige Kontrolle von Muttermalen ist empfehlenswert. Verändert sich die Farbe und/oder die Kontur des Muttermales, ist eine fachärztliche Abklärung notwendig.

11.1.3.7. Sexuell übertragbare Krankheiten – Geschlechtskrankheiten

Sexuell übertragbare Krankheiten sind jene Erkrankungen, die hauptsächlich durch ungeschützten Geschlechtsverkehr, unabhängig davon, ob die Ansteckung über den Mund, den After oder über den üblichen Geschlechtsverkehr erfolgte, übertragen werden.

Die häufigsten Erreger sind:

- Bakterien,
- Viren,
- Pilze,
- Protozoen[326],
- Arthropoden[327].

Geschlechtskrankheiten sind, im Gegensatz zu den sexuell übertragbaren Krankheiten, meldepflichtig[328].

---

325 Griechisch „*melas*" = schwarz
326 Griechisch „*protozoon*" = das erste Tier; Protozoen sind Tierchen, welche aus einer Zelle bestehen = Einzeller
327 Griechisch „*arthron*" = Gelenk; „*podos*" = Fuß; Arthropoden sind Gliederfüßer, dazu zählen die Milben.
328 Absonderungsverordnung von 1915, Epidemiegesetz von 1950, Geschlechtskrankheitengesetz, AIDS-Gesetz, BGBl 345/1993

Dazu zählen:

- AIDS[329],
- Syphilis[330] oder auch Lues[331] genannt,
- Tripper[332] oder auch Gonorrhoe[333] genannt,
- Ulcus molle[334],
- Lymphgranuloma venereum[335].

Die (ersten) Symptome sind meist:

- (übelriechender) Ausfluss,
- Rötung,
- Brennen,
- Juckreiz,
- evtl. geschwollene Lymphknoten.

Die Ausnahme sind HIV/AIDS oder Milben.

Prinzipiell weisen wir darauf hin, dass, egal welche Form der Erkrankung auftritt, immer beide Partner <u>gleichzeitig</u> vom Facharzt für Haut- und Geschlechtskrankheiten untersucht und behandelt werden müssen. Nur so kann der Ping-Pong-Effekt vermieden werden. Kondome bieten in vielen Fällen Schutz vor Infektionen, dies setzt jedoch die richtige Anwendung voraus.

11.1.4. Die Tiefensensibilität[336]

In der Unterhaut, in den Muskeln, Sehnen, Bindegewebsabschnitten und Gelenkskapseln ist die Wahrnehmung für die Tiefensensibilität. So kennen wir genau unsere Körperlage und die Stellung unserer Gelenke, die Kör-

---

329 Siehe Kapitel „Blut und lymphatisches System", Abschnitt „Immunschwäche am Beispiel HIV/AIDS"
330 Benannt nach dem Schafhirten Syphilus, der wegen Gotteslästerung mit einer neuen Seuche belegt wurde
331 Latein *„lues"* = Unheil
332 Niederdeutsch *„drippen"* = in Tropfen herabfallen
333 Griechisch *„gonorrhoia"* = Samenfluss (wörtlich übersetzt)
334 Latein *„ulcus molle"* = weiches Geschwür
335 Latein *„granulom"* = Körnchen; *„venerea"* = leitet sich von *„venus"* ab und bedeutet Liebeslust, Liebesgenuss
336 Latein *„sensibilis"* = mit Sinnen, Empfindungen und Wahrnehmungen verbunden; der Mensch ist also der Empfindung fähig.

perbewegung und die Kraft, welche wir gegen Widerstand bei Bewegung einsetzen. Auch im Dunkeln wissen wir im Normalfall, wie wir liegen und uns bewegen.

So ist bei einer Querschnittslähmung, insbesondere bei einer Querschnittslähmung der Halswirbelsäule, die Orientierung zu den einzelnen Gliedmaßen stark beeinträchtigt. Dies hat erhebliche Auswirkungen auf den Alltag.

11.1.5. Der Geruchssinn

Um den Geruchssinn besser zu verstehen, empfehlen wir eingangs eine kurze Wiederholung zum Thema „Aufbau und Funktion der Nase" aus dem Kapitel „Atmungssystem".

Wenn wir einatmen, gelangt der Duftstoff wie Parfüm, Essensduft oder aber auch der üble Geruch von Erbrochenem, auf die Schleimhaut der oberen Nasenmuschel. Dadurch werden die **Sinneshärchen** erregt. Diese geben den Reiz an Sinneszellen, die diesen in elektrische Impulse umwandeln, weiter. Diese Impulse werden nun über die **Riechnervenfasern** durch die Siebbeinplatte in den **Riechkolben** des Gehirns geleitet. Hier erfolgt die endgültige Meldung und Wahrnehmung des Duftes.

So kann ein Schädelbasisbruch zum Verlust des Riechvermögens führen. Dies beeinträchtigt den Alltag maßgeblich, es kann nicht wahrgenommen werden, ob eine Speise bereits verdorben bzw. ob ein Gericht wohlriechend ist. Geruchs- und Geschmackssinn stehen im engen Zusammenhang, so berichten betroffene Personen sehr oft, dass der volle Genuss beim Essen nicht mehr gegeben ist.

11.1.6. Der Geschmackssinn

Wir empfehlen zum besseren Verständnis das Thema „Zunge" aus dem Kapitel „Verdauungstrakt" eingangs zu wiederholen.

Zusammen mit der Nase und der Zunge entwickeln wir den Geschmackssinn. Denken Sie daran, wenn Sie Ihr Lieblingsgericht kochen und anschließend abschmecken, Nase, Zunge, aber auch die Augen, sind maßgeblich beteiligt. Circa 80% des erlebten Geschmacks sind eigentlich die Aromastoffe einer Speise, welche vom Geruchssinn registriert werden, in etwa 20% werden von der Zunge wahrgenommen.

Denken Sie an Ihre letzte Erkältung, bei einer verstopften Nase ist der Geruchssinn und in weiterer Folge auch der Geschmackssinn eingeschränkt.

11.1.7. Die Ohren – das Hör- und Gleichgewichtsorgan

Diese beiden Organe müssen, da sie anatomisch gesehen im Felsenbein sehr eng beieinander liegen, zusammen behandelt werden. Sie haben jedoch verschiedene Aufgaben.

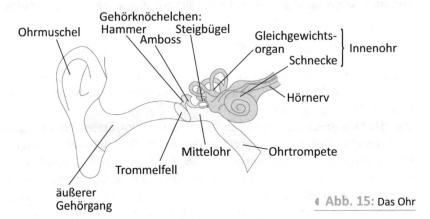

◀ **Abb. 15:** Das Ohr

Das **Außenohr** besteht aus

- der **Ohrmuschel**, welche mithilft die Schallwellen einzufangen. Fehlende Ohrmuscheln, entweder angeboren oder durch Krankheit oder Unfall verursacht, sind mit einer deutlichen Hörminderung verbunden,
- und dem **Gehörgang** mit den **Ohrschmalzdrüsen** sowie den dazugehörigen **Schutzhärchen**, die gemeinsam vor eindringendem Schmutz wie Staub und Mücken schützen. Ohrenärzte warnen vor dem Gebrauch von Wattestäbchen, dadurch kann sich im Gehörgang ein Pfropf aus Ohrschmalz bilden, dieser beeinträchtigt das Hören. Verletzungen des dahinterliegenden Trommelfelles sind ebenso möglich.

Das **Mittelohr** wird vom Außenohr durch das **Trommelfell**, einer leicht gewölbten Membran, getrennt. Direkt an das Trommelfell schließen die **Gehörknöchelchen**[337]

- **Hammer,**
- **Amboss** und
- **Steigbügel** an.

---

337 Wie bereits im Kapitel „Knochen" erwähnt, handelt es sich dabei um die kleinsten Knochen im menschlichen Körper.

Die circa 4 cm lange **Ohrtrompete** verbindet das Mittelohr mit dem Nasen-
rachenraum[338], damit auf das Trommelfell von innen und außen der gleiche
Druck einwirkt. Bei einer Verkühlung kann es zur Verstopfung der Ohrtrompete kommen, schlechtes Hören resultiert daraus. Beim Bergwandern oder
im Flugzeug kann ein "Knacken" bis hin zu Ohrschmerzen, ausgelöst durch
den unterschiedlichen Luftdruck, auftreten. Wenn Sie die Nasenflügel mit
den Fingern zusammenpressen (wie beim Schnäuzen) und durch die Nase
kräftig ausatmen, kann dies oft Abhilfe schaffen, über die Ohrtrompete
wird der Luftdruckunterschied wieder ausgeglichen.

Im **Innenohr** werden die eintreffenden Reize auf **Hör-** und **Gleichgewichts-
nerven** übertragen.
Das Innenohr enthält das **Gleichgewichtsorgan** und das eigentliche Hör-
organ, das wegen seiner Form auch **Cochlea** oder **Schnecke**[339] genannt wird.
Die Schnecke ist ein spiralig gewundener Knochenraum, welcher mit Flüssigkeit gefüllt ist.
Beide Organe zusammen werden als **Labyrinth** bezeichnet. Das Gleichgewichtsorgan steht zwar mit der Schnecke in Verbindung, spielt aber für
den eigentlichen Hörprozess keine Rolle. Die Bogengänge sind Teil des
Gleichgewichtsorgans und dienen zur Feststellung und Regulierung von
Drehbewegungen.

11.1.7.1. Der Vorgang des Hörens

Sämtliche Geräusche sind Schwingungen der Luft, welche unsere Ohren
aufnehmen, in elektrische Impulse umsetzen und so von unserem Gehirn
gedeutet, also „gehört" werden können.
Schallwellen gehen von einer **Schallquelle** (z. B. Stimme eines Menschen,
Radio, Fernseher, Musik, Verkehrslärm) aus, dabei wird die Luft abwechselnd verdichtet und verdünnt. Auf diese Weise entstehen hohe und tiefe
Töne.
Die Tonhöhe wird in **Hertz**[340] angegeben, der gemessene Wert beschreibt
die Schwingungen pro Sekunde. Der Mensch hört Schall im Frequenz-
bereich zwischen circa 16 – 20000 Hertz. Mit zunehmendem Alter nimmt
die obere Hörgrenze ab.

---

338 Die Wiederholung des Kapitels „Atmungssystem", Thema „Obere Atemwege" ist
     empfehlenswert.
339 Latein *cochlea* = Schnecke; oftmals ist bei Gehörlosigkeit das Thema „Cochlea-
     implantat" in Diskussion.
340 Hertz – benannt nach dem deutschen Physiker Heinrich Rudolf Hertz (1857 – 1894).

Die **Lautstärke** wird in **Dezibel**[341] gemessen und beschreibt die Schallintensität bzw. den Schallpegel.

Hier ein kurzer Vergleich:

Sprechender Mensch:	40 – 60 Dezibel
Presslufthammer oder Disco:	100 Dezibel und mehr
Gewehrschuss:	140 Dezibel
Düsenflugzeug:	150 Dezibel und mehr

Die schnelle Lokalisation der Schallwelle kann lebensrettend sein, also ob ein Geräusch von vorne, hinten oder seitlich eintrifft. Dabei hilft die Trichterform der Ohrmuscheln. In einem gewissen Ausmaß ist das Ohr vor plötzlichen übermäßig lauten Belastungen durch die Reaktion des Trommelfells und seines Umfeldes geschützt. Vor dem lauten Geräusch einer Explosion reicht dieser Schutz jedoch nicht aus.

Die aufgefangenen Schallwellen werden über die Ohrmuschel durch den Gehörgang auf das Trommelfell übertragen. Dieses wird dadurch in Schwingungen versetzt, welche über Hammer, Amboss und Steigbügel durch das ovale Fenster zur flüssigkeitsgefüllten Schnecke gelangen.
Die Bewegung der Flüssigkeit in der Schnecke versetzen Hörhärchen und Hörzellen in Schwingungen, dadurch werden wiederum elektrische Impulse ausgelöst, welche über Nervenfasern ins Hörzentrum des **Gehirns** geleitet werden. Erst in diesem Moment nehmen wir das soeben Gehörte tatsächlich wahr.
Das **Gleichgewichtsorgan** informiert uns über die Lage bzw. Bewegungsrichtung unseres Kopfes, wie Nicken, Drehbewegung oder Seitwärtsneigung. Ebenso können wir über das Gleichgewichtsorgan starke Geschwindigkeitsänderungen wahrnehmen. Bei starken Drehbewegungen schwingt die Flüssigkeit im Innenohr stark nach, der Mensch empfindet über einen gewissen Zeitraum ein Schwindelgefühl. Denken Sie an eine Fahrt mit der Hochschaubahn am Rummelplatz, im Anschluss steigen Sie benommen aus und es dauert etwas, bis Sie sich wieder erholt haben.

---

341 Dezibel – benannt nach dem schottischen Sprachtherapeuten Alexander Graham Bell; er war der erste Mensch, der aus der Erfindung des Telefons Kapital schlug indem er es zur Marktreife entwickelte.

11.1.7.2. Erkrankungen der Ohren und des Gleichgewichtsorganes

11.1.7.2.1. Schwerhörigkeit

Schwerhörigkeit bedeutet ein mehr oder minder herabgesetztes Hörvermögen, welches durch spezielle Hörprüfungen genau festgestellt werden kann. Löst das Außen- oder/und das Mittelohr die Schwerhörigkeit aus, spricht man von einer **Schallleitungsschwerhörigkeit.**
Störungen im Innenohr oder am Hörnerv werden als **Schallempfindungsschwerhörigkeit** bezeichnet.

Mögliche Ursachen für Schwerhörigkeit sind:

- **angeborene Schwerhörigkeit**, bedingt durch Fehlveranlagungen des Außen- und/oder Innenohres,
- traumatisch[342] bedingt, etwa durch eine Explosion ausgelöst,
- **Lärmschwerhörigkeit** ausgelöst durch sehr laute Musik oder Arbeitsgeräte, wie Baumaschinen, Maschinenlärm in Industriehallen. Mittlerweile gibt es im Sinne der Vorbeugung dementsprechende Schutzmaßnahmen wie Gehörschutz, lärmdämmende Abdeckungen von Maschinen usw.,
- **entzündlich bedingte Schwerhörigkeit** durch häufige Mittelohrentzündungen im Kindesalter,
- **Altersschwerhörigkeit** tritt gehäuft ab dem 50. bis 60. Lebensjahr auf, es kommt zu erschwertem Sprachverstehen besonders in Umgebungen mit lauten Geräuschen wie im Straßenverkehr. Aufgrund des Alterungsprozesses können höhere Töne nicht mehr optimal auf das Innenohr übertragen werden.

Hörgeräte können hier Abhilfe schaffen.
Im Prinzip besteht jedes **Hörgerät** aus einem Mikrofon, einem Verstärker und einem Lautsprecher, der über einen dünnen Schlauch die Schallsignale an das Ohr übermittelt. Eine Batterie sorgt für die notwendige Stromversorgung.
Der Markt bietet heute eine Vielzahl an Modellen und Bauarten, dies soll die Akzeptanz und die Toleranz in unserer Gesellschaft erhöhen.
Die Diagnoseabklärung und Therapie erfolgt über den Facharzt für **H**als-**N**asen-**O**hren-Erkrankungen.

---

342 Griechisch „*trauma*" = Wunde; gemeint ist in der Medizin eine Verletzung im allgemeinen Sinn.

11.1.7.2.2. Hörsturz

Beim Hörsturz kommt es zu einer plötzlich auftretenden, meist einseitigen Hörminderung oder Taubheit.

Die häufigsten Ursachen sind:

- Stress,
- Infektionskrankheiten,
- lauter Knall wie eine Explosion oder ein Schuss,
- schwere Schädelverletzungen z. B. nach einem Unfall.

Strengste Schonung und Bettruhe in Kombination mit medikamentöser Therapie sind das Mittel der Wahl.

11.1.7.2.3. Tinnitus[343]

Bei dieser Erkrankung wird vom Patienten ein meist einseitiges, dauerhaftes Ohrgeräusch gehört, welches als äußerst lästig empfunden wird. Ausgeprägte Tinnitusformen können bis zur Arbeitsunfähigkeit führen bzw. Schlafstörungen und Depressionen auslösen.
Tinnitus wird oftmals durch Stress, Durchblutungsstörungen oder besonders laute Geräusche ausgelöst. Es wird vermutet, dass eine Fehlfunktion der Haarzellen in der Schnecke bzw. eine Störung des Hörnervs dahintersteckt.
Die Therapie ist im Regelfall langwierig und erfolgt über den Facharzt für HNO-Erkrankungen.

11.1.7.2.4. Drehschwindel

Häufig besteht bei den Betroffenen niedriger Blutdruck, durch plötzliches Aufstehen wird eine Bewegung der Flüssigkeit in der Schnecke im Innenohr ausgelöst, Schwindel wird verspürt und ist meist mit Übelkeit und Erbrechen verbunden.
Aber auch Verletzungen des Innenohres können diese Störung verursachen, daher bedarf es intensiven Untersuchungen, um den Hintergrund zu erforschen.

11.1.7.2.5. Trommelfellruptur[344]

Die Zerreißung des Trommelfells wird meist verursacht durch:

---

343 Latein „tinnitus aurium" = das Klingeln der Ohren
344 Latein „ruptura" = Zerreißung

- Unfälle,
- plötzlicher Überdruck wie bei einer Explosion,
- unmittelbare Durchstoßung des Trommelfells bei Verwendung von Wattestäbchen,
- Einschmelzung des Trommelfells im Zuge einer heftigen, eitrigen Mittelohrentzündung.

Die Trommelfellruptur heilt meist spontan ab, in besonderen Fällen gibt es aber auch die Möglichkeit eines operativen Verschlusses des Trommelfells. Tauchen und Flugreisen von Betroffenen bedürfen den Rat eines Facharztes für HNO-Erkrankungen.

11.1.7.2.6. Mittelohrentzündung

Die Mittelohrentzündung wird durch Bakterien oder Viren ausgelöst, welche über die Ohrtrompete in das Mittelohr aufsteigen und dort eine Schleimhautentzündung verursachen. Besonders häufig sind davon Säuglinge und Kleinkinder betroffen, weil in diesem Alter die Ohrtrompete noch sehr kurz ist und noch nicht ausreichend Abwehrstoffe vorhanden sind. Dies erleichtert den Krankheitserregern die Verbreitung der Infektion.

Die häufigsten Symptome sind:

- Ohrenschmerzen,
- Fieber,
- gerötetes Trommelfell,
- vorübergehende Hörbeeinträchtigung.

In besonderen Fällen kann sich auch Eiter ansammeln und einen Trommelfelldurchbruch auslösen.
Sofern die Erkrankung durch Bakterien ausgelöst wurde, sind Antibiotikagaben die Therapie der Wahl.

11.1.7.2.7. Taubheit

Mit Taubheit ist der völlige Funktionsverlust des Innenohres gemeint. Tritt ein beidseitiger vollständiger Funktionsverlust auf, spricht man von **Gehörlosigkeit**.
Wie die Schwerhörigkeit, kann sie angeboren oder erworben sein.
Wird bei Kindern mit angeborener Gehörlosigkeit in der Erziehung nicht rechtzeitig entgegengewirkt, kann es auch zum Verlust der Sprache kommen, zur **Hörstummheit**.

Taube Menschen können durch gezieltes Sprechtraining in speziellen Schulen das Sprechen erlernen. Das Wort **„Taubstumm"** ist deshalb auch nicht gerechtfertigt und wird oftmals als abwertend und diskriminierend empfunden. Eine pauschale Verwendung des Wortes für taube Menschen hat im professionellen Umgang mit Menschen keinen Platz.

Um sich die Einschränkungen im täglichen Leben besser vorstellen zu können, empfehlen wir, dass Sie sich für mehrere Stunden Ohropax in die Ohren stecken und versuchen, Ihre Umwelt im Alltag wahrzunehmen.

11.1.7.2.8. Cochleaimplantat[345] (CI)

Das Cochleaimplantat ist eine Hörprothese für Gehörlose, deren Hörnerv noch funktioniert. Wenn bei bester herkömmlicher Versorgung mittels Hörgerät kein ausreichendes Verstehen der Sprache möglich ist, ist eine Versorgung mittels CI angezeigt. Bei tauben Erwachsenen, welche schon vor oder während des Spracherwerbs ertaubt sind, wird ein CI meist nicht angeraten, da ein lautsprachliches Verstehen nicht zu erwarten ist. Eine Implantation nach dem 8. Lebensjahr erscheint für die meisten angeborenen Formen der Gehörlosigkeit nicht mehr sinnvoll, da ein Erwerb bzw. die Verbesserung der Lautsprache durch das Gehör nur mehr sehr eingeschränkt möglich ist.

Früher wurde nur ein einseitiges CI angelegt, heute neigt man zur beidseitigen Implantation, da dadurch das Sprachverstehen besser entwickelt werden kann.

TESTEN SIE IHR KNOW-HOW!

1. Wie funktioniert das Sehen?
2. Wie funktioniert das Riechen?
3. Wie funktioniert das Schmecken?
4. Wie funktioniert das Tasten?
5. Wie funktioniert das Hören?
6. Was verstehen Sie unter dem Begriff „Tiefensensibilität"?
7. Welche Auswirkungen haben Störungen des Riechens und Schmeckens zur Folge?
8. Welche Auswirkungen haben Störungen des Sehens, Tastens und Hörens zur Folge?

---

345 Latein: „*cochlea*" = Schnecke

12.　Literaturverzeichnis

Back O., Benedikt E., Blüml K., Ebner J., Hornung M., Möcker H., Pohl H., Tatzreiter H.: Österreichisches Wörterbuch, 41. neu bearbeitete Auflage, ÖBV-Verlag, 2011

Benner K. Prof. Dr.: Der Körper des Menschen, Weltbild Verlag GmbH, Augsburg, 1996

Duden – Das Fremdwörterbuch, Band 5, 10. Auflage, Bibliografisches Institut Rosenheim Wien Zürich, Dudenverlag, 2010

Faller A., Schünke M.: Der Körper des Menschen, 15. Auflage, Thieme, 2004

Hartmann G.: Lehrbuch der Anatomie und Physiologie für ärztliches Hilfspersonal, 4. unveränderte Auflage, Verlag Hans Huber, Bern Stuttgart Wien, 1980

Jecklin E.: Arbeitsbuch Anatomie und Physiologie, 10. Auflage, Gustav Fischer Verlag, Stuttgart Jena New York, 1997

Karges M.: Innere Medizin in 5 Tagen, Springer Verlag, 2011

Lippert H.: Lehrbuch Anatomie, Urban & Fischer, München, 2011

Netter F.: Atlas der Anatomie, Urban & Fischer, München, 2011

Parker S.: Bildatlas des Körpers. Entdecken-Vergleichen-Wissen erweitern. Bertelsmann Club GmbH, London, 1994

Pschyrembel W.: Pschyrembel – Klinisches Wörterbuch, 262., neubearb. Auflage, Gruyter, 2011

Printed in the United States
By Bookmasters